国家神经系统疾病医疗质量控制中心　编

〈2022年

国家医疗服务与质量安全报告

神经系统疾病分册

U0333404

科学技术文献出版社
SCIENTIFIC AND TECHNICAL DOCUMENTATION PRESS

·北京·

图书在版编目（CIP）数据

2022年国家医疗服务与质量安全报告. 神经系统疾病分册 / 国家神经系统疾病医疗质量控制中心编.
—北京：科学技术文献出版社，2023.11
ISBN 978-7-5235-0857-2

Ⅰ.① 2… Ⅱ.①国… Ⅲ.①医疗卫生服务—质量管理—安全管理—研究报告—中国—2022
②神经系统疾病—诊疗—医疗质量管理—研究报告—中国—2022 Ⅳ.① R197.1 ② R741

中国国家版本馆 CIP 数据核字（2023）第 191500 号

2022年国家医疗服务与质量安全报告　神经系统疾病分册

策划编辑：蔡　蓉　　　　责任编辑：栾璟煜　　　　责任校对：王瑞瑞　　　　责任出版：张志平

出　版　者	科学技术文献出版社	
地　　　址	北京市复兴路15号　邮编 100038	
编　务　部	（010）58882938，58882087（传真）	
发　行　部	（010）58882868，58882870（传真）	
邮　购　部	（010）58882873	
官 方 网 址	www.stdp.com.cn	
发　行　者	科学技术文献出版社发行　全国各地新华书店经销	
印　刷　者	北京地大彩印有限公司	
版　　　次	2023 年 11 月第 1 版　2023 年 11 月第 1 次印刷	
开　　　本	880×1230　1/16	
字　　　数	302千	
印　　　张	11.25	
书　　　号	ISBN 978-7-5235-0857-2	
定　　　价	98.00元	

编写人员

主　　　编：王拥军

编写指导顾问：马旭东　高嗣法

平 台 指 导：尹　畅　张振伟

主 编 助 理：杨　昕

编　　　委：（按姓氏拼音排序）

姓　名	单　位	姓　名	单　位
曹　勇	首都医科大学附属北京天坛医院	王春娟	首都医科大学附属北京天坛医院
陈万金	福建医科大学附属第一医院	王佳伟	首都医科大学附属北京同仁医院
陈晓霖	首都医科大学附属北京天坛医院	王兴朝	首都医科大学附属北京天坛医院
樊　星	北京市神经外科研究所	王雪梅	首都医科大学附属北京天坛医院
樊东升	北京大学第三医院	王拥军	首都医科大学附属北京天坛医院
冯　涛	首都医科大学附属北京天坛医院	魏玉桢	首都医科大学附属北京天坛医院
高国一	首都医科大学附属北京天坛医院	吴　震	首都医科大学附属北京天坛医院
谷鸿秋	首都医科大学附属北京天坛医院	熊维希	四川大学华西医院
何　及	北京大学第三医院	徐珊珊	首都医科大学附属北京天坛医院
贾　旺	首都医科大学附属北京天坛医院	徐玉珠	河北医科大学第三医院
江　涛	首都医科大学附属北京天坛医院	杨　昕	首都医科大学附属北京天坛医院
姜英玉	首都医科大学附属北京天坛医院	杨雅琴	首都医科大学附属北京天坛医院
蒋　莹	首都医科大学附属北京天坛医院	姚香平	福建医科大学附属第一医院
李　达	首都医科大学附属北京天坛医院	余舒扬	首都医科大学附属北京天坛医院
李德岭	首都医科大学附属北京天坛医院	张　静	首都医科大学附属北京天坛医院
李思明	首都医科大学附属北京天坛医院	张　谦	首都医科大学附属北京天坛医院
李晓青	首都医科大学附属北京天坛医院	张　巍	首都医科大学附属北京天坛医院
李子孝	首都医科大学附属北京天坛医院	张　伟	首都医科大学附属北京天坛医院
连腾宏	首都医科大学附属北京天坛医院	张贵丽	首都医科大学附属北京天坛医院
刘丕楠	首都医科大学附属北京天坛医院	张鹤声	四川大学华西医院
刘伟明	首都医科大学附属北京天坛医院	张琳琳	首都医科大学附属北京天坛医院
陆　璐	四川大学华西医院	张星虎	首都医科大学附属北京天坛医院
缪中荣	首都医科大学附属北京天坛医院	赵晨阳	四川大学华西医院
彭玉晶	首都医科大学附属北京同仁医院	赵性泉	首都医科大学附属北京天坛医院
朴英善	首都医科大学附属北京天坛医院	周　东	四川大学华西医院
王　孟	首都医科大学附属北京天坛医院	周建新	首都医科大学附属北京世纪坛医院
王　嵘	首都医科大学附属北京天坛医院	邹昕颖	首都医科大学附属北京天坛医院
王　展	首都医科大学附属北京天坛医院	左丽君	首都医科大学附属北京天坛医院

致　　谢：（按姓氏拼音排序）

姓　名	单　位	姓　名	单　位
蔡　毅	福建医科大学附属第一医院	秦秉玉	河南省人民医院
曹　琦	中国人民大学	邱炳辉	南方医科大学南方医院
董　强	复旦大学附属华山医院	石广志	首都医科大学附属北京天坛医院
郭　力	河北医科大学第二医院	王　宁	首都医科大学宣武医院
郝俊巍	首都医科大学宣武医院	王虎峰	中国人民大学
胡　锦	复旦大学附属华山医院	王伊龙	首都医科大学附属北京天坛医院
胡颖红	浙江大学医学院附属第二医院	夏　健	中南大学湘雅医院
黄齐兵	山东大学齐鲁医院	谢筱琪	四川大学华西医院
江荣才	天津医科大学总医院	徐　运	南京鼓楼医院
李　深	首都医科大学附属北京世纪坛医院	徐安定	暨南大学附属第一医院
李立宏	空军军医大学唐都医院	许予明	郑州大学第一附属医院
李淑娟	中国医学科学院阜外医院	于荣国	福建省立医院
刘丽萍	首都医科大学附属北京天坛医院	于湘友	新疆医科大学第一附属医院
刘尊敬	北京大学人民医院	张清秀	南京鼓楼医院
马驰原	中国人民解放军东部战区总医院	周　略	郑州大学第一附属医院
欧阳彬	中山大学附属第一医院	周　敏	中国科学技术大学附属第一医院
彭　斌	北京协和医院	祝新根	南昌大学第二附属医院

前　言

党的二十大报告提出，人民健康是民族昌盛和国家强盛的重要标志，把保障人民健康放在优先发展的战略位置，完善人民健康促进政策。推进健康中国建设是我国卫生健康事业的主题，医疗质量持续提升是健康中国的主旋律。

在国家卫生健康委员会医政司指导下，国家神经系统疾病医疗质量控制中心凝聚质量控制专家技术力量，与各省级质量控制中心协同管理，取得了显著的工作成效：质量控制组织体系逐渐健全、指标标准持续完善、评审评价更加科学、信息监测反馈及时高效、目标管理工作稳步推进。国家神经系统疾病医疗质量控制中心在 40 个国家级质量控制中心年度工作评估中量化分值第一。国家神经系统疾病医疗质量控制中心所有工作都围绕神经系统疾病的医疗质量持续改进而开展，医疗服务与质量安全报告可通过量化指标的变化展示医疗质量现状及其与发展目标的差距。

2022 年神经系统疾病医疗服务与质量安全报告按照神经内科、神经外科、神经重症和神经介入 4 个亚专业分述重点疾病、重要诊疗技术的医疗质量情况。医院质量监测系统（hospital quality monitoring system，HQMS）每年可收集约 1600 万例次神经系统疾病出院患者的高质量、结构化病案首页信息，是各亚专业医疗质量最重要的数据来源。为了弥补 HQMS 主要体现住院结局数据的局限性，全国医疗质量数据抽样调查通过对全国医疗机构发送网络调查问卷，对医疗质量过程指标执行情况进行采集分析。另外，脑血管病、癫痫等病种依托基于患者的结构化网络直报系统形成专病数据库，不仅是本报告的数据来源，也是实时反馈医疗机构医疗质量情况的窗口。我们力图通过年度报告，为政府、医疗机构、医护人员和社会各界提供了解我国神经系统疾病医疗质量情况的客观途径，为制定有针对性的改进策略提供依据。本年度我们还尝试将报告以电子书形式同步出版，以方便携带与传播。

感谢国家卫生健康委员会医政司及医疗质量与评价处对国家神经系统疾病医疗质量控制中心开展医疗服务与质量改进工作的全方位指导，为年度国家医疗服务与质量安全报告神经系统疾病分册提供了医疗质量循证数据支持。感谢国家卫生健康委员会医院管理研究所为国家神经系统疾病医疗质量控制中心开展全国抽样调查提供了信息技术和组织协调支撑，为 HQMS 采集的全国病案首页信息提供数据分析支持。

本报告受国家科技部"十四五"国家重点研发计划"脑血管病医疗质量监测平台和结局改进智能诊疗关键技术与体系建设研究"项目（编号：2022YFC2504900）、国家卫生健康委员会医院管理研究所"公立医院高质量发展背景下区域医疗质量数据治理模式典型地区研究"项目（编号：YLZLXZ22G017）、首都医科大学国家医疗保障研究院"基于 DRG/DIP 支付方式改革的基金监管方式创新研究"课题（编号：YB2022B17）和国家医疗保障局"新时期门诊支付方式改革典型地区研究"课题（编号：2022021）资助。

在此，国家神经系统疾病医疗质量控制中心向参与报告编写、审稿工作的单位以及付出辛苦劳动的领导、专家、学者等全体人员表示衷心的感谢！

国家神经系统疾病医疗质量控制中心

王拥军

目　录

第一部分　神经内科专业医疗质量数据分析

第二部分　神经外科专业医疗质量数据分析

第三部分　神经重症专业医疗质量数据分析

第四部分　神经介入专业医疗质量数据分析

第五部分　缩略词表

第一部分

神经内科专业医疗质量数据分析

第一章

脑血管病医疗质量分析

第一节 基于医院质量监测系统的脑血管病医疗质量分析

本节数据来源于 HQMS 数据库，统计分析了 2021 年 1 月 1 日—2021 年 12 月 31 日诊断为脑梗死、脑出血和（或）蛛网膜下腔出血的出院患者信息。我国 31 个省级行政区（不含港、澳、台地区）共计 5265 家公立医院上传了脑血管病病案首页信息，其中二级医院 3348 家，三级医院 1917 家，广东省、河南省、山东省、四川省及河北省的医院数量较多（图 1-1-1）。

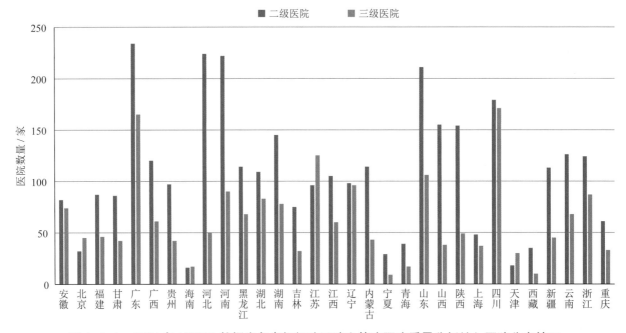

图 1-1-1 2021 年 HQMS 数据库各省级行政区脑血管病医疗质量分析纳入医院分布情况

一、服务能力

2021 年 HQMS 数据库脑血管病出院患者中，脑梗死 5 781 306 人次，脑出血 843 525 人次，蛛网膜下腔出血 154 353 人次。尽管二级医院数量多，但其脑血管病出院患者服务量明显低于三级医院。2021 年，平均每家二级医院服务的脑血管病出院患者人次不足三级医院的 1/2，其中出血性脑血管病（脑出血、蛛网膜下腔出血）约为三级医院的 1/6～1/3（表 1-1-1）。二级医院脑血管病服务能力亟待提升。

表 1-1-1　2021 年 HQMS 数据库不同级别医院脑血管病出院患者服务数量

指标	二级医院	三级医院
医院数量 / 家	3348	1917
平均每家医院脑血管病出院患者服务量 / 人次	920	1930
脑梗死	813	1596
脑出血	96	272
蛛网膜下腔出血	11	62

二、社会人口学特征

2021 年 HQMS 数据库脑血管病出院患者中，脑梗死及脑出血的男性患者比例高于女性，而蛛网膜下腔出血患者中女性比例更高。二级医院和三级医院的脑梗死出院患者发病中位年龄分别为 69.0 岁和 68.0 岁，基本相近。二级医院和三级医院的脑出血出院患者发病中位年龄分别为 66.0 岁和 63.0 岁，蛛网膜下腔出血出院患者发病中位年龄则分别为 64.0 岁和 59.0 岁，二级医院的患者中位年龄更大（表 1-1-2）。

表 1-1-2　2021 年 HQMS 数据库各类型脑血管病出院患者人口学特征

指标	二级医院	三级医院
脑梗死出院患者 / 人次	2 721 394	3 059 912
男性 / 人次（%）	1 517 226（55.8）	1 844 929（60.3）
年龄 / 岁	69.0（61.0～76.0）	68.0（59.0～76.0）
脑出血出院患者 / 人次	321 274	522 251
男性 / 人次（%）	197 820（61.6）	338 401（64.8）
年龄 / 岁	66.0（56.0～74.0）	63.0（53.0～72.0）
蛛网膜下腔出血出院患者 / 人次	35 969	118 384
男性 / 人次（%）	14 799（41.1）	48 683（41.1）
年龄 / 岁	64.0（54.0～72.0）	59.0（51.0～69.0）

三、入院途径

2021 年 HQMS 数据库脑血管病患者入院途径分析显示，二级医院及三级医院收治的脑梗死患者主要从门诊入院，而脑出血和蛛网膜下腔出血患者主要从急诊入院；三级医院脑梗死、脑出血和蛛网膜下腔出血患者从急诊入院的比例显著高于二级医院（表 1-1-3）。

表 1-1-3　2021 年 HQMS 数据库脑血管病患者入院途径　　　　　　　　　　［单位：人次（%）］

入院途径	脑梗死	脑出血	蛛网膜下腔出血
二级医院			
门诊入院	1 891 023（69.5）	131 889（41.1）	14 266（39.7）
急诊入院	700 642（25.7）	172 901（53.8）	19 763（54.9）
其他医疗机构转入	6233（0.2）	1989（0.6）	303（0.8）
其他途径	123 496（4.5）	14 495（4.5）	1637（4.6）
三级医院			
门诊入院	1 589 162（51.9）	135 718（26.0）	26 917（22.7）
急诊入院	1 377 588（45.0）	366 350（70.1）	85 783（72.5）
其他医疗机构转入	18 619（0.6）	8367（1.6）	3331（2.8）
其他途径	74 543（2.4）	11 816（2.3）	2353（2.0）

从脑血管病患者入院日期的分析中发现，周一收治患者的数量最多，周日收治患者最少，从周一至周日收治人数整体呈下降趋势（图1-1-2）。

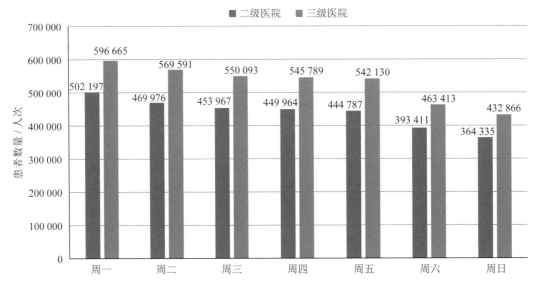

图 1-1-2　2021 年 HQMS 数据库工作日及周末收治患者数量情况

四、次均住院费用

2021 年 HQMS 数据库脑血管病患者住院经济负担分析显示，二级医院脑梗死、脑出血及蛛网膜下腔出血患者的中位次均住院费用分别为 5667.6 元、10 717.8 元和 8372.3 元；三级医院中位次均住院费用明显高于二级医院，脑梗死、脑出血及蛛网膜下腔出血分别为 9582.6 元、19 342.4 元和 74 504.1 元，尤其蛛网膜下腔出血中位次均住院费用约为二级医院的 9 倍，这与蛛网膜下腔出血患者的手术治疗更多是在三级医院中进行有关（表 1-1-4）。

表 1-1-4　2021 年 HQMS 数据库脑血管病患者次均住院费用　　　　　　　　　（单位：元）

脑血管病类型	二级医院次均住院费用	三级医院次均住院费用
脑梗死	5667.6（3905.9～8603.6）	9582.6（6378.1～14 987.4）
脑出血	10 717.8（5488.1～22 937.8）	19 342.4（9530.8～46 994.7）
蛛网膜下腔出血	8372.3（3397.7～25 112.6）	74 504.1（15 397.0～144 655.0）

五、出院方式及平均住院时长

2021 年 HQMS 数据库脑血管病患者出院方式分析显示，大部分患者均遵医嘱出院。在二级医院的转院患者中，蛛网膜下腔出血的比例最高（12.7%），在死亡及非医嘱离院患者中，蛛网膜下腔出血及脑出血的比例更高。二级医院和三级医院收治的脑血管病患者中，均为脑出血患者平均住院时长最长，脑梗死患者平均住院时长最短（表 1-1-5）。

表 1-1-5　2021 年 HQMS 数据库不同级别医院脑血管病患者出院方式及平均住院时长

指标	脑梗死	脑出血	蛛网膜下腔出血
二级医院			
患者数量 / 人次	2 721 394	321 274	35 969
出院方式 / 人次（%）			
医嘱出院	2 468 445（90.7）	226 426（70.5）	21 849（60.7）
转院	50 543（1.9）	15 182（4.7）	4552（12.7）
非医嘱出院	144 061（5.3）	60 244（18.8）	7240（20.1）
死亡	10 674（0.4）	10 871（3.4）	1303（3.6）
不详	47 671（1.8）	8551（2.7）	1025（2.8）
平均住院时长 / d	9.7 ± 7.1	14.9 ± 15.1	10.3 ± 12.9
三级医院			
患者数量 / 人次	3 059 912	522 251	118 384
出院方式 / 人次（%）			
医嘱出院	2 722 625（89.0）	371 683（71.2）	85 119（71.9）
转院	118 332（3.9）	23 191（4.4）	5685（4.8）
非医嘱出院	174 845（5.7）	94 021（18.0）	20 702（17.5）
死亡	22 540（0.7）	24 896（4.8）	5130（4.3）
不详	21 570（0.7）	8460（1.6）	1748（1.5）
平均住院时长 / d	10.3 ± 7.4	16.8 ± 15.8	14.8 ± 14.2

　　三级医院各类脑血管病患者死亡率均高于二级医院，其中出血性脑血管病死亡率高于缺血性脑血管病（表 1-1-5）。进一步分析各省级行政区不同级别医院各类脑血管病患者死亡情况：二级医院脑梗死患者住院期间死亡率前 5 位省级行政区分别为西藏自治区（2.5%）、北京市（1.5%）、上海市（1.1%）、吉林省（1.0%）和黑龙江省（1.0%）（图 1-1-3）；三级医院脑梗死患者住院期间死亡率前 5 位省级行政区依次为上海市（2.3%）、西藏自治区（1.9%）、辽宁省（1.8%）、新疆维吾尔自治区（1.6%）和北京市（1.5%）（图 1-1-4）。

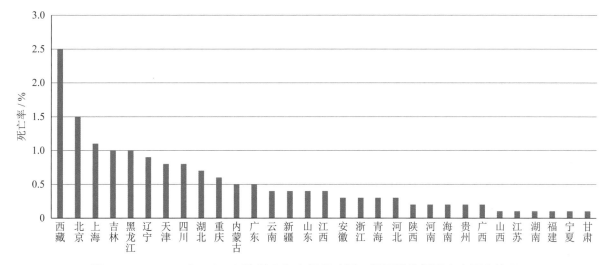

图 1-1-3　2021 年 HQMS 数据库各省级行政区二级医院脑梗死患者死亡情况

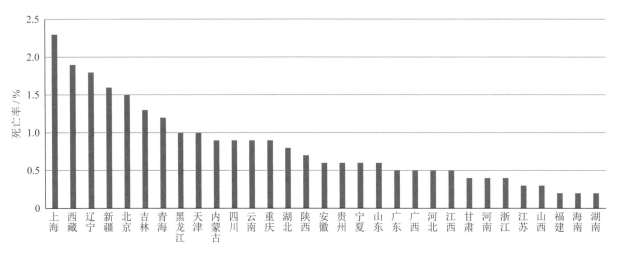

图 1-1-4　2021 年 HQMS 数据库各省级行政区三级医院脑梗死患者死亡情况

二级医院脑出血患者住院期间死亡率前 5 位省级行政区分别为北京市（12.4%）、黑龙江省（11.2%）、辽宁省（8.9%）、吉林省（8.1%）和上海市（7.6%）（图 1-1-5）。三级医院脑出血患者住院期间死亡率前 5 位省级行政区依次为辽宁省（11.6%）、吉林省（9.8%）、上海市（9.7%）、新疆维吾尔自治区（9.6%）和北京市（8.7%）（图 1-1-6）。

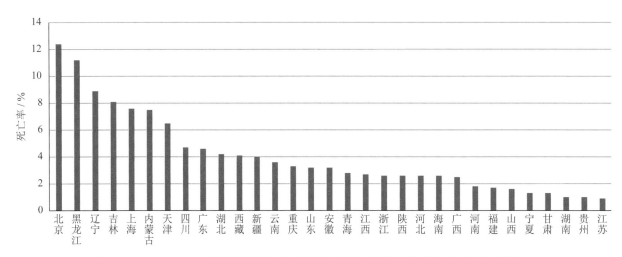

图 1-1-5　2021 年 HQMS 数据库各省级行政区二级医院脑出血患者死亡情况

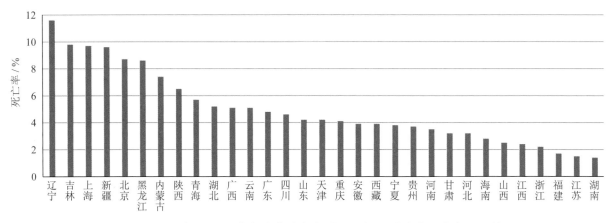

图 1-1-6　2021 年 HQMS 数据库各省级行政区三级医院脑出血患者死亡情况

二级医院蛛网膜下腔出血患者住院期间死亡率前 5 位省级行政区分别是西藏自治区（14.3%）、天津市（14.3%）、黑龙江省（12.1%）、北京市（11.6%）和辽宁省（10.4%）（图 1-1-7）；三级医院蛛网膜下腔出血患者住院期间死亡率前 5 位的省级行政区依次为辽宁省（10.5%）、上海市（9.2%）、黑龙江省（8.7%）、内蒙古自治区（8.1%）及青海省（7.7%）（图 1-1-8）。

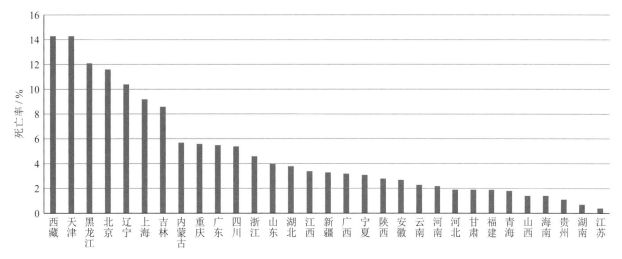

图 1-1-7　2021 年 HQMS 数据库各省级行政区二级医院蛛网膜下腔出血患者死亡情况

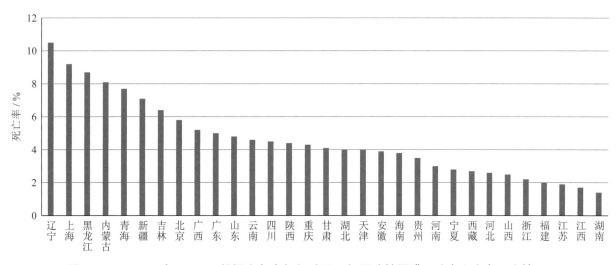

图 1-1-8　2021 年 HQMS 数据库各省级行政区三级医院蛛网膜下腔出血患者死亡情况

第二节　基于国家神经系统疾病医疗质量控制中心脑梗死医疗质量信息平台的脑血管病医疗质量分析

国家神经系统疾病医疗质量控制中心脑梗死医疗质量信息平台主要采集脑梗死诊疗过程的相关指标。参照 2020 年脑梗死医疗质量控制指标，国家神经系统疾病医疗质量控制中心脑梗死医疗质量信息平台 2021 年度从全国 31 个省级行政区（不含港、澳、台地区）的 903 家医疗机构采集数据，其中二级医院 501 家，三级医院 402 家，共纳入 198 335 例脑梗死住院患者数据。内科治疗质量控制指标分析结果详见表 1-1-6。与 2020 年相比，2021 年脑梗死患者神经功能缺损评估率、发病 4.5 h 内脑梗死患者静脉溶栓率、静脉溶栓的脑梗死患者 DNT ＜60 min 的比例有比较明显的改进，其他质量控制指标执行率差异不显著（图 1-1-9）。

表 1-1-6　2021 年脑梗死住院患者内科治疗医疗质量控制指标执行情况　　　　　　［单位：%（例）］

脑梗死医疗质量控制指标	执行率（$n1 / n2$）
脑梗死患者神经功能缺损评估率	83.66（165 637 / 197 982）
发病 4.5 h 内脑梗死患者静脉溶栓率	37.95（19 533 / 51 476）
静脉溶栓的脑梗死患者 DNT <60 min 的比例	73.03（15 068 / 20 632）
住院期间脑梗死患者血管内机械取栓率	1.63（3236 / 197 982）
住院期间脑梗死患者血管评价率	91.63（181 411 / 197 982）
入院 48 h 内脑梗死患者抗血小板药物治疗率	86.05（167 571 / 194 748）
入院 48 h 内非致残性脑梗死双抗治疗率	48.93（55 728 / 113 896）
住院期间脑梗死患者他汀类药物治疗率	90.54（178 823 / 197 501）
住院期间合并房颤的脑梗死患者抗凝治疗率	45.09（5950 / 13 195）
入院 48 h 内不能自行行走的脑梗死患者深静脉血栓预防率[①]	13.85（8016 / 57 898）
脑梗死患者吞咽功能筛查率	84.29（166 872 / 197 982）
脑梗死患者康复评估率	72.32（143 185 / 197 982）
出院时脑梗死患者抗栓治疗率	88.67（171 333 / 193 226）
出院时脑梗死患者他汀药物治疗率	92.08（172 257 / 187 072）
出院时合并糖尿病的脑梗死患者降糖药物治疗率	78.27（44 547 / 56 913）
出院时合并高血压的脑梗死患者降压治疗率	69.15（105 346 / 152 354）
出院时合并房颤的脑梗死患者抗凝治疗率	49.66（6441 / 12 971）
脑梗死患者住院死亡率	0.34（668 / 198 335）

注：$n1$ 表示适用脑梗死医疗质量控制指标并给予执行的患者数量；$n2$ 表示适用脑梗死医疗质量控制指标的患者数量。
①深静脉血栓预防是指在常规治疗基础上，联合间歇充气加压。

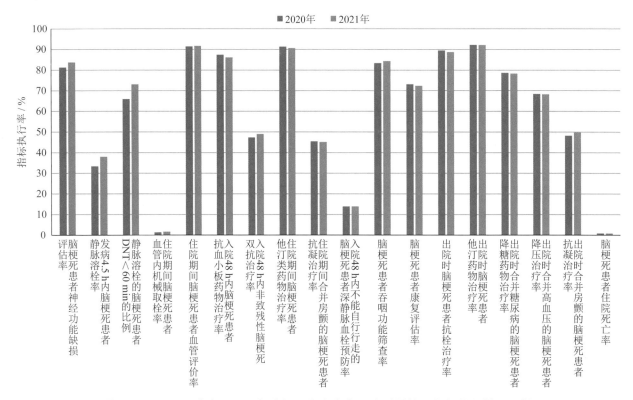

图 1-1-9　2020 年与 2021 年脑梗死住院患者医疗质量控制指标执行情况比较

（王拥军，赵性泉，李子孝，杨　昕，徐玉珠，张静，王春娟，王　孟）

· 第二章

癫痫及癫痫持续状态医疗质量数据分析

第一节 癫痫医疗质量数据分析

癫痫是世界卫生组织重点防治的神经精神疾病之一，在我国有超过 1000 万的癫痫患者，年经济负担超过 200 亿元，疾病负担沉重。2022 年，世界卫生组织通过了癫痫和其他神经系统疾病跨部门全球行动计划，旨在以癫痫这一可治疗的神经系统疾病为抓手，进一步提升全球神经系统疾病的医疗质量。近 20 年来，我国癫痫相关医疗质量不断提升，但不同地区的癫痫医疗质量存在显著差距，癫痫造成的总体伤残调整生命年较发达国家仍有改进空间。为进一步贯彻《"健康中国 2030"规划纲要》，建设与国际接轨、体现中国特色的癫痫医疗质量管理与控制体系，在国家卫生健康委员会医政司及国家神经系统疾病医疗质量控制中心的领导下，国家癫痫医疗质量控制专病组自 2017 年开展我国癫痫医疗质量控制体系建设。截至目前，建设了以 HQMS 数据库为核心的数据冷追踪体系和癫痫专病数据库的热追踪上报数据体系，明确了我国癫痫医疗服务质量现状，进而针对性缩小我国癫痫治疗缺口，不断提高我国癫痫医疗质量和服务水平。同时，国家癫痫医疗质量控制专病组在循证证据指导和数据监测反馈的基础上建设的癫痫医疗质量控制指标，成为了我国癫痫医疗质量的标尺。

本节将综合上述两大数据库数据，展示我国癫痫病种的医疗质量情况，包括：①基于 2021 年度全国 31 个省级行政区（不含港、澳、台地区）2016 家三级医院病案首页主要诊断代码及其他诊断代码包含癫痫（G40）诊断的住院患者病案首页信息，并与 2019 年度、2020 年度数据进行对比分析。相关分析均基于出院患者人次数，对多次入院患者，纳入了其各次入院病案首页的全部信息。②基于癫痫质量控制指标体系上报平台收集的 2022 年度数据，并与 2021 年度的数据进行对比，分析全国 31 个省级行政区（不含港、澳、台地区）参与的哨点医院对《神经系统疾病医疗质量控制指标（2020 年版）》癫痫相关指标的完成情况。

一、癫痫出院患者基线信息与结构评价

2021 年 HQMS 数据库各省级行政区癫痫出院患者人次情况见表 1-2-1 及图 1-2-1，出院人次排名前 3 位的省级行政区依次为广东省、山东省和河南省。

9

表 1-2-1   2021 年 HQMS 数据库各省级行政区癫痫出院患者人次   （单位：人次）

省级行政区	出院患者	省级行政区	出院患者
广东	42 227	江西	12 924
山东	34 574	福建	12 564
河南	34 164	新疆	9264
江苏	33 189	贵州	9067
四川	31 864	山西	8634
浙江	24 085	重庆	8563
湖南	22 158	黑龙江	7129
湖北	22 065	内蒙古	5722
北京	21 930	吉林	5424
安徽	17 292	甘肃	5327
河北	16 116	天津	5007
云南	16 040	海南	4020
上海	15 444	青海	2637
广西	14 810	宁夏	1472
辽宁	14 595	西藏	516
陕西	13 529	总计	472 352

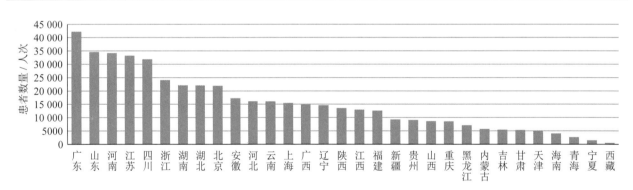

图 1-2-1   2021 年 HQMS 数据库各省级行政区癫痫出院患者人次

2021 年 HQMS 数据库癫痫出院患者 472 352 人次，2019—2021 年，癫痫出院患者人次及性别特征变化趋势见表 1-2-2，出院患者性别构成比未见明显变化，均以男性患者为主。

表 1-2-2   2019—2021 年 HQMS 数据库癫痫出院患者的人次及性别特征

指标	2019 年	2020 年	2021 年
出院患者 / 人次	662 809	412 665	472 352
男性 / 人次（%）	406 193（61.3）	258 068（62.5）	295 059（62.5）

2021 年 HQMS 数据库癫痫出院患者年龄分布见图 1-2-2，0～4 岁为出院患者人次最多的年龄区间，共有 58 316 人次，占全部患者的 12.35%，14 岁及以下患者合计 141 446 人次，占全部患者的 29.95%，65 岁及以上患者合计 114 240 人次，占全部患者的 24.19%。

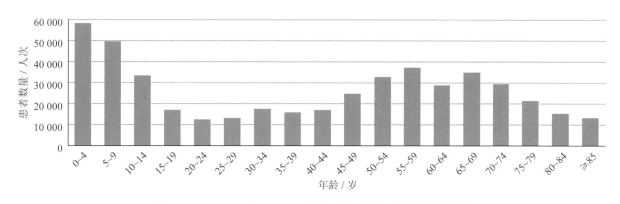

图 1-2-2　2021 年 HQMS 数据库癫痫出院患者年龄构成

二、癫痫出院患者卫生经济学情况

2019—2021 年 HQMS 数据库中癫痫出院患者次均住院费用及平均住院时长变化趋势见表 1-2-3。2019—2021 年癫痫出院患者次均住院费用呈上升趋势，2021 年为（21 174.6 ± 47 122.3）元；2019—2021 年癫痫出院患者平均住院时长较前无明显变化，2021 年为（12.7 ± 27.0）d。

表 1-2-3　2019—2021 年 HQMS 数据库癫痫出院患者卫生经济学指标

指标	2019 年	2020 年	2021 年
出院患者 / 人次	662 809	412 665	472 352
次均住院费用 / 元	19 968.5 ± 45 877.9	20 810.4 ± 45 910.2	21 174.6 ± 47 122.3
平均住院时长 / d	12.8 ± 25.9	13.2 ± 29.1	12.7 ± 27.0

2019—2021 年 HQMS 数据库各省级行政区癫痫出院患者次均住院费用变化情况见图 1-2-3。2021 年次均住院费用较低的省级行政区为陕西省、云南省、甘肃省等。2019—2021 年次均住院费用下降排名前 3 位的省级行政区为广西壮族自治区、宁夏回族自治区和江苏省，分别下降了 12.68%、8.09% 和 4.16%。

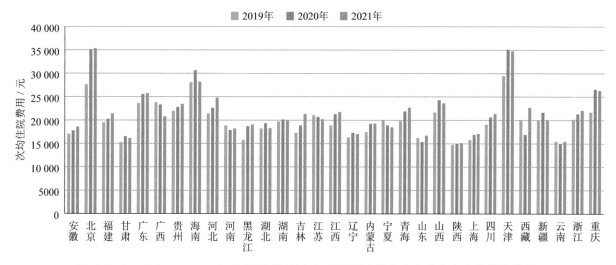

图 1-2-3　2019—2021 年 HQMS 数据库各省级行政区癫痫出院患者次均住院费用

2019—2021 年 HQMS 数据库各省级行政区癫痫出院患者平均住院时长情况见图 1-2-4。2021 年平均住院时长较短的省级行政区为上海市、陕西省、西藏自治区等。2019—2021 年平均住院时长下降排名前 3 位的省级行政区为广西壮族自治区、湖北省和陕西省，分别下降了 16.03%、9.24% 和 8.11%。

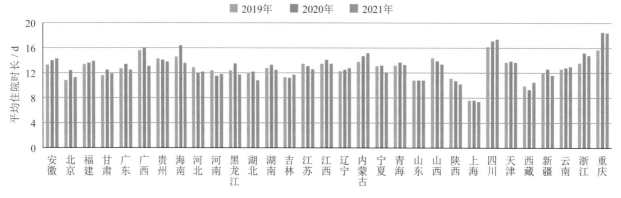

图 1-2-4 2019—2021 年 HQMS 数据库各省级行政区癫痫出院患者平均住院时长

三、癫痫出院患者共患病情况

2019—2021 年 HQMS 数据库中癫痫出院患者共患病分析显示，癫痫共患病包括精神行为共患病（如焦虑抑郁障碍、注意力缺陷 / 多动症等）、神经系统共患病（如脑梗死、颅内损伤等）以及躯体共患病（如高血压等）。除癫痫发作外，约一半成年癫痫患者至少存在 1 种共患病。共患病严重降低患者的生活质量，其管理也是癫痫医疗服务的重点和难点。加强医务人员对癫痫共患病的认知并及时防治，提供以患者为中心的综合性医疗服务，是提高癫痫及癫痫持续状态医疗服务质量的关键。

2019—2021 年 HQMS 数据库中癫痫出院患者前 10 种共患病诊断情况见表 1-2-4。2021 年，原发性高血压和脑梗死是最常见的两种共患病，29.40% 的癫痫患者出院时合并原发性高血压，且 2019—2021 年合并原发性高血压诊断的癫痫出院患者比例逐年升高。

表 1-2-4 2019—2021 年 HQMS 数据库癫痫出院患者共患病诊断情况 ［单位：人次（%）］

2019 年		2020 年		2021 年	
合并诊断及 ICD-10 编码	出院患者	合并诊断及 ICD-10 编码	出院患者	合并诊断及 ICD-10 编码	出院患者
原发性高血压 I10	183 345（27.66）	原发性高血压 I10	118 402（28.69）	原发性高血压 I10	138 888（29.40）
液体 - 电解质及酸碱平衡紊乱 E87	108 072（16.31）	脑梗死 I63	79 663（19.30）	脑梗死 I63	91 339（19.34）
脑梗死 I63	107 015（16.15）	液体 - 电解质及酸碱平衡紊乱 E87	69 485（16.84）	液体 - 电解质及酸碱平衡紊乱 E87	85 501（18.10）
脑血管病后遗症 I69	102 087（15.40）	脑血管病后遗症 I69	67 943（16.46）	脑血管病后遗症 I69	82 917（17.55）
2 型糖尿病 E11	77 486（11.69）	呼吸相关疾病 J98	47 816（11.59）	呼吸相关疾病 J98	52 030（11.02）
呼吸相关疾病 J98	76 648（11.56）	2 型糖尿病 E11	42 414（10.28）	2 型糖尿病 E11	50 179（10.62）
慢性缺血性心脏病 I25	66 893（10.09）	颅内损伤 S06	35 974（8.72）	颅内损伤 S06	45 806（9.70）
心力衰竭 I50	53 868（8.13）	慢性缺血性心脏病 I25	32 658（7.91）	脑的其他疾患 G93	37 552（7.95）
肺炎 J18	52 759（7.96）	脑的其他疾患 G93	30 342（7.35）	慢性缺血性心脏病 I25	37 070（7.85）
贫血 D64	47 850（7.22）	肺炎 J18	2847（6.89）	糖蛋白代谢异常 E77	34 953（7.40）

进一步统计癫痫出院患者中重点关注的 11 种共患病或特殊状态：高血压（I10）、脑梗死（I63）、糖尿病（E10 和 E11）、血脂异常（E78.0～E78.5）、恶性肿瘤（C00～C97）、精神发育迟滞（F70～F79）、帕金森病（G20）、焦虑症（F41）、骨质疏松（M80 和 M81）、阿尔茨海默病（G30）、注意力缺陷/多动症（F90），具体数据见表 1-2-5。2021 年癫痫出院患者最常诊断的神经精神相关共患病为精神发育迟滞，占全部出院患者的 1.9%，癫痫合并焦虑症的患者占全部出院患者的 1.2%。

表 1-2-5　2019—2021 年 HQMS 数据库癫痫出院患者重点关注共患病的诊断情况　　［单位：人次（%）］

重点关注共患病	2019 年	2020 年	2021 年
高血压	182 226（27.5）	117 925（28.6）	138 399（29.3）
脑梗死	103 056（15.6）	76 290（18.5）	87 623（18.6）
糖尿病	65 927（10.0）	38 878（9.4）	46 402（9.8）
血脂异常	38 038（5.7）	26 196（6.4）	32 318（6.8）
恶性肿瘤	47 334（7.1）	14 110（3.4）	15 777（3.3）
精神发育迟滞	13 076（2.0）	8001（1.9）	9012（1.9）
帕金森病	7410（1.1）	4242（1.0）	4883（1.0）
焦虑症	5635（0.9）	4014（1.0）	5456（1.2）
骨质疏松	9278（1.4）	3782（0.9）	4904（1.0）
阿尔茨海默病	4761（0.7）	3592（0.9）	4112（0.9）
注意力缺陷/多动症	343（0.1）	355（0.1）	551（0.1）

四、癫痫患者住院死亡情况

2021 年 HQMS 数据库中癫痫患者住院死亡共 5038 例，住院死亡率较 2019 年和 2020 年明显降低（图 1-2-5），死亡患者以男性为主（占比 65.2%）。2021 年 HQMS 数据库癫痫患者住院死亡率最低的 3 个省级行政区为湖南省、江苏省和福建省，各省级行政区癫痫患者住院死亡率见图 1-2-6。

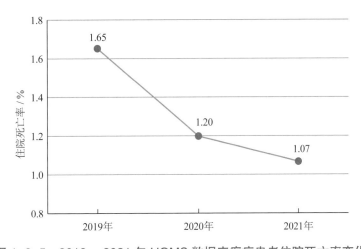

图 1-2-5　2019—2021 年 HQMS 数据库癫痫患者住院死亡率变化

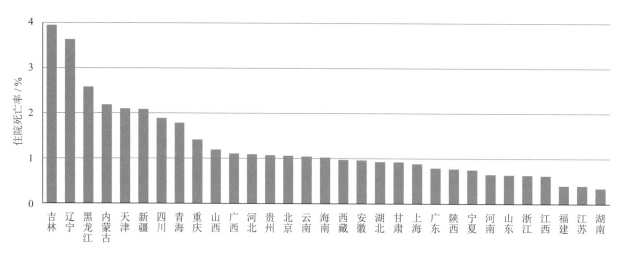

图 1-2-6　2021 年 HQMS 数据库各省级行政区癫痫患者住院死亡率

2021 年 HQMS 数据库癫痫患者住院死亡人数最多的为 65～69 岁年龄区间（图 1-2-7）。2021 年 HQMS 数据库癫痫患者住院死亡率最高的年龄区间为≥85 岁，65 岁后，患者住院死亡率随年龄增长显著升高（图 1-2-8）。

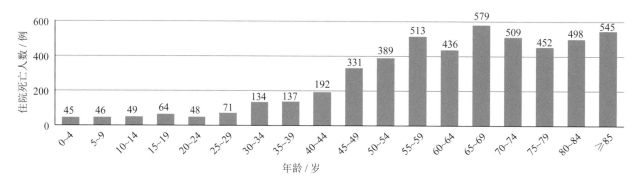

图 1-2-7　2021 年 HQMS 数据库癫痫住院死亡患者年龄分布

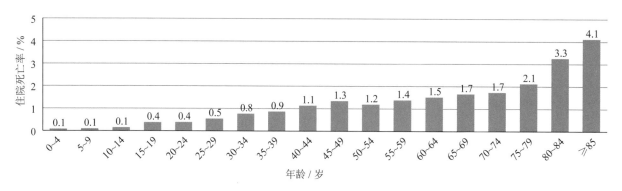

图 1-2-8　2021 年 HQMS 数据库癫痫患者住院死亡率年龄分布

五、施行外科手术治疗的癫痫出院患者数据分析

（一）基线信息与结构评价

2021 年 HQMS 数据库中共计 7922 人次行癫痫相关手术，手术人次排名前 3 位的省级行政区分别是北京市、广东省和四川省。2021 年 HQMS 数据库各省级行政区癫痫出院患者行癫痫相关手术人次情况见图 1-2-9。

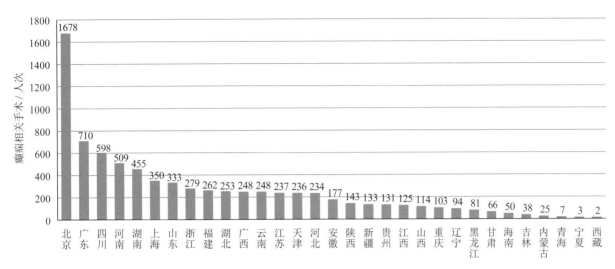

图 1-2-9　2021 年 HQMS 数据库各省级行政区癫痫出院患者行癫痫相关手术数量情况

2019—2021 年 HQMS 数据库癫痫出院患者行癫痫相关手术人次变化趋势见图 1-2-10。2019—2021 年 HQMS 数据库三级医院上报行癫痫相关手术的癫痫出院患者由 5196 人次增长至 7922 人次，增长率为 52.46%，增长率最高的 3 个省级行政区分别为广东省、山西省和甘肃省。

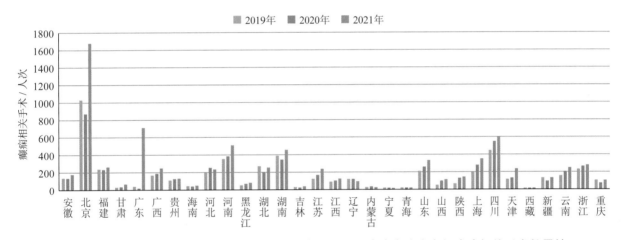

图 1-2-10　2019—2021 年 HQMS 数据库各省级行政区癫痫出院患者行癫痫相关手术数量情况

2021 年行癫痫相关手术的癫痫出院患者年龄分布情况见图 1-2-11，以 30～34 岁患者最多，共有 732 人次出院，占比 9.24%。

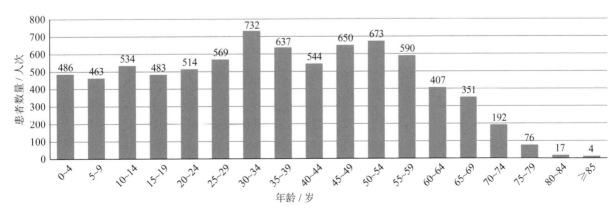

图 1-2-11　2021 年 HQMS 数据库行癫痫相关手术的癫痫出院患者年龄分布

（二）卫生经济学情况

2019—2021 年 HQMS 数据库癫痫出院患者行癫痫相关手术次均住院费用、平均住院时长等指标变化见表 1-2-6。

表 1-2-6　2019—2021 年 HQMS 数据库行癫痫相关手术患者卫生经济学指标情况

指标	2019 年	2020 年	2021 年
出院患者 / 人次	5196	5451	7922
次均住院费用 / 元	87 730.1 ± 54 535.7	90 686.9 ± 54 821.0	99 045.3 ± 63 226.7
手术治疗费 / 元	11 642.8 ± 6353.7	11 890.2 ± 6064.4	13 259.1 ± 7953.4
平均住院时长 / d	25.1 ± 15.9	24.2 ± 16.9	22.9 ± 17.1

六、癫痫内科医疗质量控制指标分析

本部分依据《神经系统疾病医疗质量控制指标（2020 年版）》中癫痫医疗质量控制指标，对全国参加质量控制调查的医院进行数据采集和分析，其中癫痫内科相关的医疗质量控制指标包括以下 6 项：①癫痫发作频率记录率；②抗癫痫药物规范服用率；③抗癫痫药物严重不良事件率；④癫痫患者病因学检查完成率；⑤癫痫患者精神行为共患病筛查率；⑥育龄期女性癫痫患者妊娠宣教执行率。2022 年，上述医疗质量控制指标执行情况见表 1-2-7。

表 1-2-7　2022 年癫痫医疗质量控制指标执行情况　　　　　　　　　　　　［单位：%（例）］

指标	执行率（$n1 / n2$）
癫痫发作频率记录率	89.59（2875 / 3209）
抗癫痫药物规范服用率	73.25（1531 / 2090）
抗癫痫药物严重不良事件率	0.87（31 / 3566）
癫痫患者病因学检查完成率	81.24（2607 / 3209）
癫痫患者精神行为共患病筛查率	58.02（1862 / 3209）
育龄期女性癫痫患者妊娠宣教执行率	21.69（167 / 770）

注：$n1$ 表示适用癫痫医疗质量控制指标并给予执行的患者数量；$n2$ 表示适用癫痫医疗质量控制指标的患者数量。

与 2021 年相比，2022 年在育龄期女性癫痫患者妊娠宣教执行以及癫痫患者精神行为共患病筛查方面的短板有明显改善，抗癫痫药物严重不良事件率显著降低，而癫痫发作频率记录率、癫痫患者病因学检查完成率、抗癫痫药物规范服用率等指标维持了较高的完成率（图 1-2-12）。

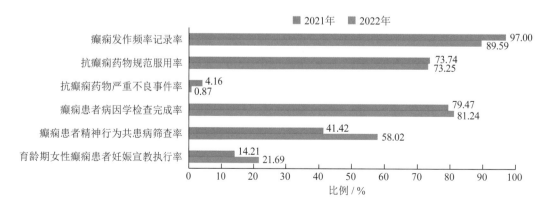

图 1-2-12　2021—2022 年癫痫医疗质量控制指标执行情况

下面对每一项关键质量控制指标进行必要的说明。

（一）癫痫发作频率记录率

如图 1-2-13 所示，2022 年绝大多数上报病例有癫痫发作类型及频率的详细记录，癫痫发作频率记录率为 89.59%，医疗服务质量稳定。数据统计显示，仍有 334 例（10.41%）患者的癫痫发作类型及频率未能得到记录。

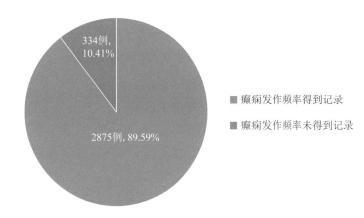

图 1-2-13　2022 年癫痫发作频率记录率

（二）抗癫痫药物规范服用率

2022 年，在明确诊断 3 个月以上的癫痫患者中，近 3 个月规范服用 1 种及以上抗癫痫药物者占 73.25%（图 1-2-14）。抗癫痫药物规范服用指标执行情况较 2020 年有所进步，与 2021 年相比保持稳定。

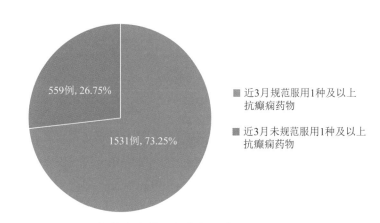

图 1-2-14　2022 年抗癫痫药物规范服用率

如图 1-2-15 所示，各类常用抗癫痫药物的近 3 个月规范服药人次与曾用药人次之比，即保留率，均低于 75%，其中苯巴比妥保留率低于 50%。2022 年上报的癫痫患者常用抗癫痫药物中，保留率最高的 3 种分别是奥卡西平、左乙拉西坦和拉莫三嗪。

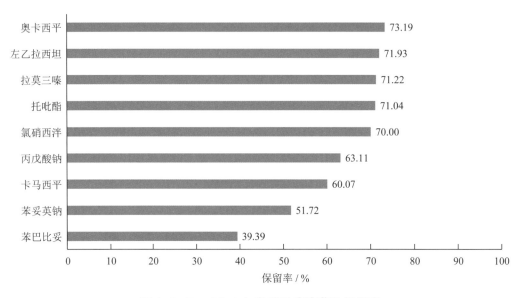

图 1-2-15　2022 年常用抗癫痫药物保留率

（三）抗癫痫药物严重不良事件率

如图 1-2-16 所示，2022 年各类抗癫痫药物所致严重不良事件发生率为 0.87%，较 2021 年明显下降，各类抗癫痫药物的安全使用原则得到进一步落实。

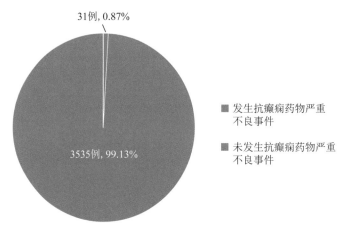

图 1-2-16　2022 年抗癫痫药物严重不良事件率

（四）癫痫患者病因学检查完成率

在 2022 年上报的癫痫患者中，完成头颅 MRI 或头颅 CT 中至少 1 项癫痫病因相关影像学检查的患者占 85.51%，检查完成率较 2021 年维持稳定，但仍有提升空间，如图 1-2-17 所示。

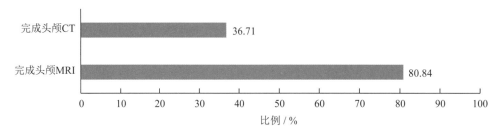

图 1-2-17　2022 年癫痫患者神经影像学检查完成率

经统计，2022 年完成长程视频脑电图检查或普通脑电图检查至少 1 次的患者占 94.23%，较 2021 年稍有提升，如图 1-2-18 所示。

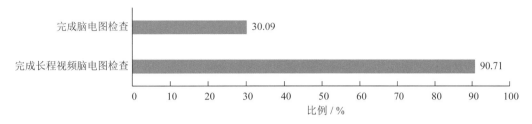

图 1-2-18　2022 年癫痫患者脑电图检查完成率

2022 年完成神经影像学及脑电图检查，即完成病因学检查的患者比例为 81.24%，较 2021 年有所上升。

（五）癫痫患者精神行为共患病筛查率

精神和行为障碍是所有癫痫患者及家庭的重要担忧和负担，其社会负担及负面影响可能远大于发作本身造成的负担。精神行为共患病的筛查主要包括：①是否有情绪、心理方面的主诉或症状；②是否曾因情绪、心理问题于心理、精神科就诊或住院治疗；③是否服用相关药物等。如图 1-2-19 及图 1-2-20 所示，2022 年上报的癫痫患者精神行为共患病筛查率较 2021 年有显著提高，但仍有约 40% 的患者未在就诊中得到有关心理精神情况或疾病状态的问询和筛查，提示我国广大医务工作者对癫痫相关精神行为共患病的重视程度有待提高。

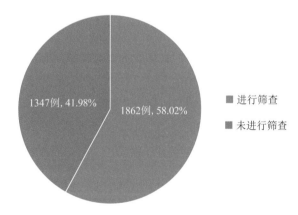

图 1-2-19　2022 年癫痫患者精神行为共患病筛查率

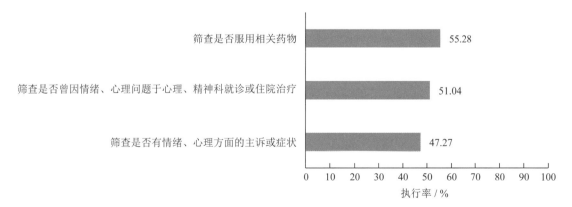

图 1-2-20　2022 年癫痫患者精神行为共患病筛查项目执行情况

（六）育龄期女性癫痫患者妊娠宣教执行率

2022年育龄期女性癫痫患者妊娠宣教执行率为21.69%（图1-2-21），较2021年有显著提升，但仍须进一步提高医务工作者对育龄期女性癫痫患者妊娠宣教必要性的认识，进一步改进育龄期女性癫痫患者的医疗服务质量。

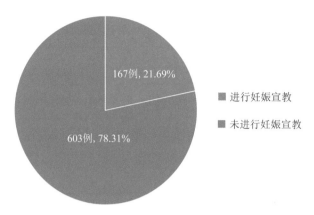

图 1-2-21　2022年育龄期女性癫痫患者妊娠宣教执行率

七、癫痫外科医疗质量控制指标分析

即使经过规范药物治疗，仍有超过20%的癫痫患者不能完全控制发作。国际抗癫痫联盟定义规范应用两种抗癫痫药物（单药或联合用药）仍未能达到持续无发作的癫痫为药物难治性癫痫。这类患者对一线抗癫痫药物耐药，传统治疗方法疗效不佳，需要尽早开展多学科治疗评估，明确药物治疗以外的治疗选项，对符合手术要求的患者，及早进行癫痫手术治疗。

本部分纳入癫痫质量控制上报平台2022年上报的286例癫痫外科住院患者医疗质量控制指标的数据，包括：①癫痫患者择期手术住院死亡率；②癫痫患者术后并发症发生率；③癫痫患者术后病理明确率；④出院继续抗癫痫药物治疗率。以上4项癫痫外科医疗质量控制指标2022年的执行情况详见表1-2-8。

表 1-2-8　2022年癫痫外科医疗质量控制指标执行情况　　　　　　　（单位：%）

指标	执行率
癫痫患者择期手术住院死亡率	0.35
癫痫患者术后并发症发生率	5.59
癫痫患者术后病理明确率	48.95
出院继续抗癫痫药物治疗率	76.92

下面分别对每一项关键质量控制指标进行必要的说明。

（一）癫痫患者择期手术住院死亡率

死亡率是反映医疗机构癫痫外科医疗质量的核心终点指标，体现了医疗机构癫痫外科诊疗的综合质量。2022年行癫痫手术的患者住院死亡合计1例，癫痫患者择期手术住院死亡率为0.35%。

（二）癫痫患者术后并发症发生率

癫痫手术可能的术后并发症包括：脑脊液漏、脑积水、颅内/颅外感染（浅表或深部）、颅内或硬膜外脓肿、缺血性脑血管病、颅内血肿、静脉窦血栓形成、深静脉血栓形成、肺栓塞、肺部感染、代谢紊乱、语言障碍、记忆障碍、偏瘫、精神障碍、视野缺损等。控制术后并发症的发生有利于患者早期恢复和长期预后改善。

2022 年癫痫患者术后并发症发生率为 5.59%（图 1-2-22），较 2021 年有所下降。

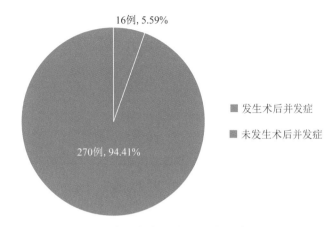

图 1-2-22　2022 年癫痫患者术后并发症发生率

（三）癫痫患者术后病理明确率

癫痫患者术后病理明确指规范、确切的临床病理诊断。符合要求的病理诊断包括：皮质发育畸形、局灶性皮质发育不良、结节性硬化、海马硬化、灰质异位、肿瘤、软化灶、胶质瘢痕、炎症、血管畸形、感染性病变、非特异性改变等。患者的术后病理结果是后续治疗和预后评估的基石，明确病理结果，有助于患者长期治疗、随访及教育。

2022 年癫痫患者术后病理明确率为 48.95%（图 1-2-23），较 2021 年有显著提升，但仍有超过 50% 的患者未明确术后病理结果，该指标需进一步改善。

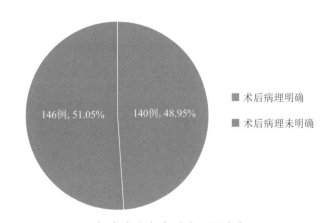

图 1-2-23　2022 年癫痫患者术后病理明确率

（四）出院继续抗癫痫药物治疗率

癫痫手术治疗后，患者仍应在专科医师指导下继续抗癫痫药物治疗至少两年。2022 年癫痫术后出院继续抗癫痫药物治疗率为 76.92%（图 1-2-24），较 2021 年保持稳定，仍应进一步关注和提升该指标。

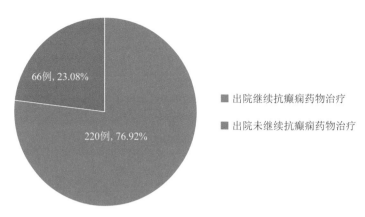

图 1-2-24   2022 年癫痫患者术后出院继续抗癫痫药物治疗率

第二节   癫痫持续状态医疗质量数据分析

惊厥性癫痫持续状态是神经系统的危急重症，我国既往调查中，惊厥性癫痫持续状态年发病率约为每 10 万人 10～20 例，可能存在较严重的低估。2015 年国际抗癫痫联盟对惊厥性癫痫持续状态定义进行了更新，超过 5 min 的惊厥性发作即可诊断为惊厥性癫痫持续状态，应启动医疗干预。这进一步对癫痫持续状态的诊治提出了提升相关医疗系统急救效率和医疗质量的要求。

为明确我国癫痫持续状态的诊治现状，检测我国癫痫持续状态医疗服务水平和提升情况，本节将基于 2021 年度 HQMS 数据库调研全国 31 个省级行政区（不含港、澳、台地区）1730 家三级医院病案首页主要诊断代码及其他诊断代码包含癫痫持续状态（G41）诊断的住院患者的病案首页信息，汇总分析癫痫持续状态诊疗的质量控制情况。本部分的数据分析均基于出院人次数，对重复入院患者，分析纳入了其各次入院的病案首页信息。本节还包括基于国家卫生健康委员会医政司指导下，由国家神经系统疾病医疗质量控制中心牵头建立的癫痫持续状态质量控制指标体系上报平台的 2022 年度数据，统计《神经系统疾病医疗质量控制指标（2020 年版）》惊厥性癫痫持续状态相关指标的完成情况。

一、癫痫持续状态出院患者基线信息与结构评价

2021 年 HQMS 数据库癫痫持续状态出院患者 44 337 人次，出院人次排名前 3 位的省级行政区依次为河南省、四川省和广东省（图 1-2-25）。

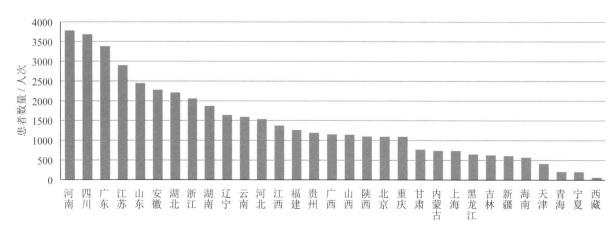

图 1-2-25   2021 年 HQMS 数据库各省级行政区癫痫持续状态出院患者人次

2019—2021 年，癫痫持续状态出院患者人次及性别特征变化趋势见表 1-2-9，出院患者性别构成比未见明显变化，以男性患者为主。

表 1-2-9 2019—2021 年 HQMS 数据库癫痫持续状态出院患者的人次及性别特征

指标	2019 年	2020 年	2021 年
总出院患者 / 人次	41 769	37 338	44 337
男性 / 人次（%）	25 573（61.2）	23 300（62.4）	27 304（61.6）

2021 年 HQMS 数据库癫痫持续状态出院患者年龄分布情况见图 1-2-26，以 0～4 岁年龄段患者最多，共有 6001 人次出院，占比 13.53%。

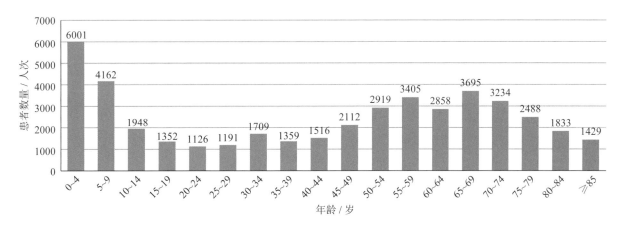

图 1-2-26 2021 年 HQMS 数据库癫痫持续状态出院患者年龄构成

二、癫痫持续状态出院患者卫生经济学情况

2019—2021 年 HQMS 数据库癫痫持续状态出院患者次均住院费用及平均住院时长变化见表 1-2-10。2019—2021 年癫痫持续状态出院患者次均住院费用呈下降趋势，2021 年为（22 128.1 ± 44 291.6）元。2019—2021 年 HQMS 数据库癫痫持续状态出院患者平均住院时长呈下降趋势，2021 年为（10.6 ± 17.9）d。

表 1-2-10 2019—2021 年 HQMS 数据库癫痫持续状态患者卫生经济学指标

指标	2019 年	2020 年	2021 年
次均住院费用 / 元	22 768.9 ± 49 043.8	22 476.2 ± 46 523.3	22 128.1 ± 44 291.6
平均住院时长 / d	11.1 ± 19.3	11.0 ± 17.4	10.6 ± 17.9

2019—2021 年 HQMS 数据库各省级行政区癫痫持续状态出院患者次均住院费用情况见图 1-2-27，2021 年次均住院费用较低的省级行政区为内蒙古自治区、四川省、辽宁省等。2019—2021 年住院费用下降前 3 位的省级行政区为宁夏回族自治区、广西省和内蒙古自治区，分别下降 27.31%、23.19% 和 23.09%。

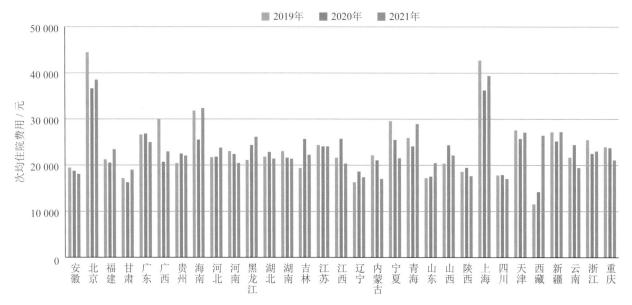

图 1-2-27　2019—2021 年 HQMS 数据库各省级行政区癫痫持续状态出院患者次均住院费用

2019—2021 年 HQMS 数据库各省级行政区癫痫持续状态出院患者平均住院时长情况见图 1-2-28。2021 年平均住院时长较短的省级行政区有湖北省、吉林省、天津市等。2019—2021 年平均住院时长下降前 3 位的省级行政区为北京市、广西省和内蒙古自治区，分别下降了 20.81%、14.55% 和 9.00%。

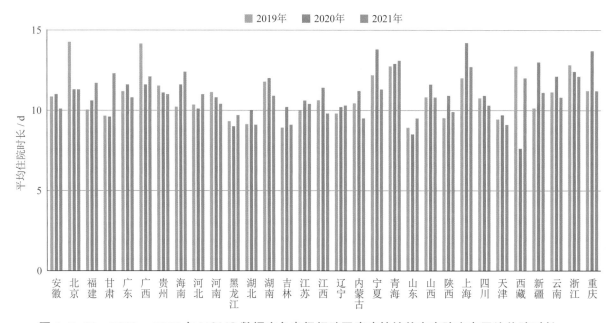

图 1-2-28　2019—2021 年 HQMS 数据库各省级行政区癫痫持续状态出院患者平均住院时长

三、癫痫持续状态出院患者共患病情况

2019—2021 年 HQMS 数据库中癫痫持续状态出院患者前 10 种共患病诊断情况见表 1-2-11，诊断频率排序保持稳定，癫痫是常见的出院合并诊断。这提示癫痫患者不规律服药可能是我国癫痫持续状态患者入院的主要诱因之一，针对癫痫患者或其照料者进行规律服药相关的宣教可显著减少这类可控病因所致的癫痫持续状态。

表 1-2-11 2019—2021 年 HQMS 数据库癫痫持续状态出院患者共患病诊断情况 ［单位：人次（%）］

2019 年		2020 年		2021 年	
合并诊断及 ICD-10 编码	出院患者	合并诊断及 ICD-10 编码	出院患者	合并诊断及 ICD-10 编码	出院患者
液体-电解质及酸碱平衡紊乱 E87	13 406（32.10）	癫痫 G40	13 054（34.96）	液体-电解质及酸碱平衡紊乱 E87	16 434（37.07）
癫痫 G40	12 384（29.65）	液体-电解质及酸碱平衡紊乱 E87	12 796（34.27）	癫痫 G40	15 440（34.82）
原发性高血压 I10	10 762（25.77）	原发性高血压 I10	10 257（27.47）	原发性高血压 I10	12 848（28.98）
呼吸相关疾病 J98	8495（20.34）	呼吸相关疾病 J98	8030（21.51）	脑梗死 I63	9425（21.26）
脑梗死 I63	8116（19.43）	脑梗死 I63	7765（20.80）	呼吸相关疾病 J98	9031（20.37）
脑血管病后遗症 I69	6374（15.26）	脑血管病后遗症 I69	6411（17.17）	脑血管病后遗症 I69	8214（18.53）
肺炎 J18	5670（13.57）	肺炎 J18	4944（13.24）	肺炎 J18	6290（14.19）
2 型糖尿病 E11	4559（10.91）	2 型糖尿病 E11	4197（11.24）	2 型糖尿病 E11	5140（11.59）
糖蛋白代谢紊乱 E77	4058（9.72）	糖蛋白代谢紊乱 E77	3880（10.39）	糖蛋白代谢紊乱 E77	5087（11.47）
呼吸衰竭 J96	3726（8.92）	颅内疾病 G93	3695（9.90）	颅内疾病 G93	4559（10.28）

　　进一步统计癫痫持续状态出院患者中重点关注的 13 种共患病诊断：癫痫（G40）、高血压（I10）、脑梗死（I63）、糖尿病（E10 和 E11）、呼吸衰竭（J96）、血脂异常（E78.0~E78.5）、上呼吸道感染（J06）、脑炎及脑脊髓炎（G04）、恶性肿瘤（C00~C97）、慢性肾衰竭（N18）、帕金森病（G20）、急性肾衰竭（N17.90）、焦虑症（F41），具体数据见表 1-2-12。

表 1-2-12 2019—2021 年 HQMS 数据库癫痫持续状态出院患者重点关注共患病情况 ［单位：人次（%）］

重点关注共患病	2019 年	2020 年	2021 年
癫痫	11 552（27.7）	12 003（32.2）	13 776（31.1）
高血压	10 686（25.6）	10 217（27.4）	12 782（28.8）
脑梗死	7798（18.7）	7439（19.9）	9000（20.3）
糖尿病	4024（9.6）	3822（10.2）	4663（10.5）
呼吸衰竭	3709（8.9）	2974（8.0）	3846（8.7）
血脂异常	2450（5.9）	2426（6.5）	3042（6.9）
上呼吸道感染	2751（6.6）	2044（5.5）	2218（5.0）
脑炎及脑脊髓炎	1582（3.8）	1495（4.0）	1902（4.3）
恶性肿瘤	1375（3.3）	943（2.5）	1250（2.8）
慢性肾衰竭	879（2.1）	463（1.2）	681（1.5）
帕金森病	301（0.7）	290（0.8）	311（0.7）
急性肾衰竭	356（0.9）	270（0.7）	404（0.9）
焦虑症	208（0.5）	210（0.6）	284（0.6）

四、癫痫持续状态患者住院死亡情况

2021年HQMS数据库中癫痫持续状态患者住院死亡967例（图1-2-29），2019—2021年癫痫持续状态患者住院死亡率由3.43%降至2.18%，死亡患者以男性为主（62.5%）。

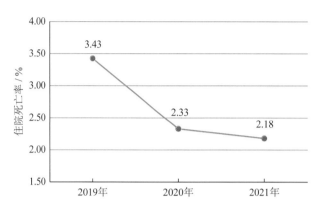

图1-2-29　2019—2021年HQMS数据库癫痫持续状态患者住院死亡率

如图1-2-30所示，2021年HQMS数据库癫痫持续状态患者住院死亡率较低的省级行政区为西藏自治区、湖南省、福建省等（西藏自治区未报告癫痫持续状态住院死亡病例）。

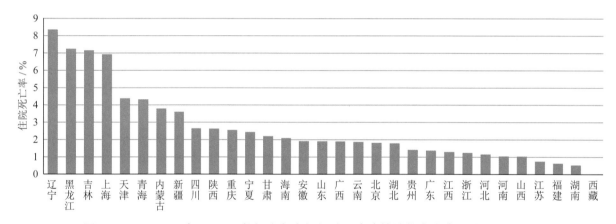

图1-2-30　2021年HQMS数据库各省级行政区癫痫持续状态患者住院死亡率

如图1-2-31所示，2021年HQMS数据库癫痫持续状态患者住院死亡最多发生于≥85岁年龄区间，住院死亡人数随年龄升高整体呈上升趋势。

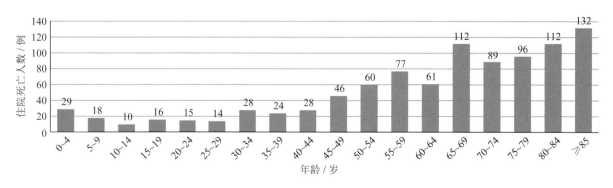

图1-2-31　2021年HQMS数据库癫痫持续状态住院死亡患者年龄分布

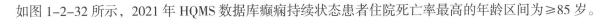

如图 1-2-32 所示，2021 年 HQMS 数据库癫痫持续状态患者住院死亡率最高的年龄区间为 ≥85 岁。

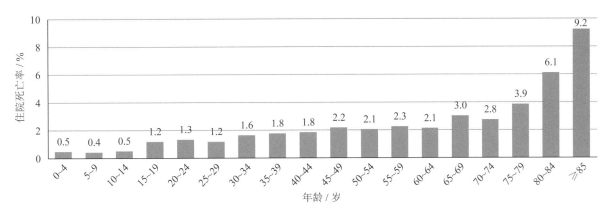

图 1-2-32　2021 年 HQMS 数据库癫痫持续状态患者住院死亡率年龄分布

五、癫痫持续状态出院患者医疗质量控制指标建设

借鉴国内外癫痫持续状态指南，两次广泛征求国内外专家意见，初步制定 10 项专业指标后，2019 年 9 月，基于癫痫医疗质量控制平台的癫痫持续状态医疗质量指标上报系统正式开放。截至 2021 年 12 月 31 日，该系统已纳入了 31 个省级行政区（不含港、澳、台地区）129 家哨点医院的数据，为我国癫痫持续状态患者的医疗质量现状提供了医疗服务过程的可靠数据。在此基础上，国家卫生健康委员会组织癫痫亚专科内、外科专家及神经重症质量控制专家，提出了 10 项癫痫持续状态医疗质量控制指标。经多次论证之后，国家卫生健康委员会办公厅于 2020 年 1 月将这 10 项指标印发全国各级卫生健康行政部门、相关专业质量控制中心和医疗机构。本节将基于 2022 年上报的 90 例癫痫持续状态病例，展示 2022 年我国癫痫持续状态医疗质量情况。

（一）癫痫持续状态质量控制指标体系结构

截至 2022 年 12 月 31 日，累计 16 个省级行政区上报癫痫持续状态病例 420 例，其中 2022 年上报 90 例。具体各省级行政区上报病例分布情况见表 1-2-13。

表 1-2-13　癫痫持续状态质量控制指标哨点医院上报病例分布情况　　　　　　　（单位：例）

省级行政区	2022 年上报病例	累计上报病例（2020—2022 年）
甘肃	1	23
广西	9	21
贵州	0	3
河北	0	3
河南	0	6
黑龙江	0	1
吉林	0	5
江西	10	31
内蒙古	6	41
宁夏	0	24
山西	1	1
陕西	9	18
四川	53	180

续表

省级行政区	2022 年上报病例	累计上报病例（2020—2022 年）
云南	1	12
浙江	0	18
重庆	0	33
总计	90	420

（二）癫痫持续状态质量控制指标哨点医院上报病例人口学特征及卫生经济学情况

基于 2022 年上报数据统计，癫痫持续状态患者平均年龄 43.4 岁，中位年龄 44.0（22.0～62.0）岁，与既往年份相比，发病年龄提前。男性患者占比稍高，为 52.22%，另外，95.66% 的患者为汉族。2022 年癫痫持续状态医疗质量指标上报系统上报病例的人口学特征见表 1-2-14。

表 1-2-14　2022 年癫痫持续状态质量控制指标哨点医院上报病例的人口学特征

指标	人数 / 例	比例 / %
学历		
大学本科、专科及以上	8	8.89
高中（包括中专）	6	6.67
初中	23	25.56
小学	6	6.67
文盲	13	14.44
不详	34	37.78
职业		
国家公务员	1	1.11
专业技术人员	2	2.22
职员	3	3.33
企业管理人员	1	1.11
工人	7	7.78
农民	19	21.11
学生	6	6.67
现役军人	2	2.22
自由职业者	3	3.33
个体经营者	3	3.33
无业人员	11	12.22
退（离）休人员	18	20.00
其他	14	15.56
家庭人均月收入		
500 元以下	1	1.11
500～1000 元	6	6.67
1001～3000 元	16	17.78
3001～5000 元	11	12.22
5001～10 000 元	8	8.89
10 000 元以上	1	1.11
不详	47	52.22

2022 年，癫痫持续状态质量控制指标哨点医院上报病例的卫生经济学特征及结局指标如表 1-2-15 所示，上报病例的中位住院时长为 11.0 d，平均住院费用为 57 100.50 元，出院方式以医嘱离院为主。

表 1-2-15　2022 年癫痫持续状态质量控制指标哨点医院上报病例卫生经济学及结局指标

指标	数值
平均住院时长 / d	16.98
中位住院时长 / d	11.0（6.0～19.0）
平均住院费用 / 元	57 100.50
中位住院费用 / 元	16 598.00（10 067.00～48 347.00）
出院方式 / 例（%）	
医嘱离院	69（76.67）
医嘱转院	7（7.78）
非医嘱离院	13（14.44）
死亡	1（1.11）
其他	0（0）

（三）癫痫持续状态医疗质量控制指标分析

依据《神经系统疾病医疗质量控制指标（2020 年版）》中惊厥性癫痫持续状态相关指标，对参加质量控制调查的医院进行数据采集及分析，包括：①惊厥性癫痫持续状态发作控制率；②惊厥性癫痫持续状态初始治疗标准方案应用率；③难治性惊厥性癫痫持续状态患者麻醉药物应用率；④难治性惊厥性癫痫持续状态患者气管插管或机械通气应用率；⑤在院惊厥性癫痫持续状态患者脑电监测率；⑥在院惊厥性癫痫持续状态患者影像检查率；⑦在院惊厥性癫痫持续状态患者脑脊液检查率；⑧在院期间惊厥性癫痫持续状态患者病因明确率；⑨惊厥性癫痫持续状态患者住院死亡率；⑩惊厥性癫痫持续状态患者随访死亡率。2022 年，癫痫持续状态医疗质量控制的 10 项指标执行情况详见表 1-2-16。

表 1-2-16　2022 年癫痫持续状态医疗质量控制指标执行情况　　［单位：%（例）］

指标	执行率（ $n1 / n2$ ）
惊厥性癫痫持续状态发作控制率	76.67（69 / 90）
惊厥性癫痫持续状态初始治疗标准方案应用率	71.11（64 / 90）
难治性惊厥性癫痫持续状态患者麻醉药物应用率	77.27（17 / 22）
难治性惊厥性癫痫持续状态患者气管插管或机械通气应用率	68.18（15 / 22）
在院惊厥性癫痫持续状态患者脑电监测率	68.89（62 / 90）
在院惊厥性癫痫持续状态患者影像检查率	93.33（84 / 90）
在院惊厥性癫痫持续状态患者脑脊液检查率	38.89（35 / 90）
在院期间惊厥性癫痫持续状态患者病因明确率	52.22（47 / 90）
惊厥性癫痫持续状态患者住院死亡率	1.11（1 / 90）
惊厥性癫痫持续状态患者随访死亡率	4.44（4 / 90）

注： $n1$ 表示适用癫痫持续状态医疗质量控制指标并给予执行的患者数量； $n2$ 表示适用癫痫持续状态医疗质量控制指标的患者数量。

　　2022年，在惊厥性癫痫持续状态医疗质量控制指标中，发作控制率和初始治疗标准方案应用率这两个核心指标较2021年有所回落，总体完成情况良好，但癫痫持续状态患者脑脊液检查率和脑电监测率仍须进一步提高（图1-2-33）。2022年首次报告了惊厥性癫痫持续状态随访死亡病例，随访死亡率为4.44%。

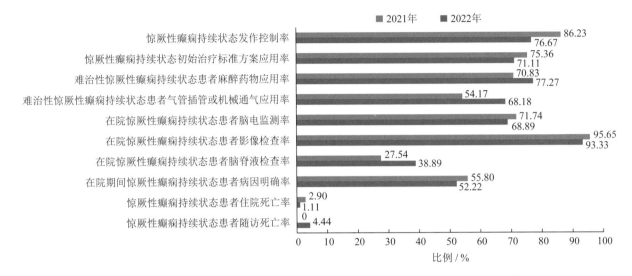

图1-2-33　2021—2022年惊厥性癫痫持续状态医疗质量控制指标执行情况

（周　东，熊维希，陆　璐，张鹤声，赵晨阳）

第三章

帕金森病医疗质量数据分析

帕金森病是常见的神经系统退行性疾病之一，主要病理改变为黑质致密部多巴胺能神经元丢失和中枢神经系统路易小体的形成。帕金森病的主要临床表现包括震颤、肌强直、动作迟缓、姿势平衡障碍等运动症状和睡眠障碍、嗅觉障碍、自主神经功能障碍、认知和精神障碍等非运动症状。在欧美国家，60 岁以上人群帕金森病患病率为 1%，80 岁以上超过 4%。我国 65 岁以上人群帕金森病患病率为 1.7%。本章通过国家 HQMS 数据库病案首页信息，汇总分析了我国帕金森病的诊治现状，为规范帕金森病的诊治提供了方向。

本章数据分析主要包括近 6 年（2016—2021 年）HQMS 数据库中三级公立医院帕金森病住院患者的一般情况、住院时长、住院负担和死亡等数据，为临床所关心的问题提供全国性数据支持。

一、帕金森病住院患者一般情况分析

（一）帕金森病住院患者人次及变化情况

HQMS 数据库全国（不含港、澳、台地区）三级公立医院的住院病案首页数据显示，2016—2018 年帕金森病住院人次逐年增加，2019 年、2020 年有所回落，2021 年帕金森病住院人次明显回升。各年度住院人次见图 1-3-1。

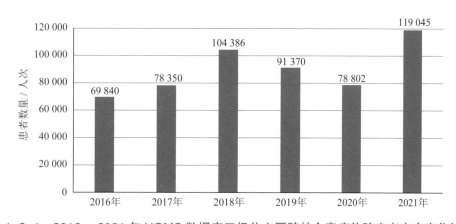

图 1-3-1　2016—2021 年 HQMS 数据库三级公立医院帕金森病住院患者人次变化情况

2016—2020 年，帕金森病住院患者较多的省级行政区有江苏省、四川省、广东省、浙江省、湖南省等，这可能与上述地区参与质量控制的医院数量、人口数量和发病率等因素有关。多数省级行政区帕金森病住院人次逐年增加，这种趋势可能与就医条件改善、居民对帕金森病的认知度增加有关。2021 年帕金森病住院人次再次升高，可能与国内新型冠状病毒感染疫情缓和有关。

（二）帕金森病住院患者平均年龄的变化

2016—2019 年 HQMS 数据库三级公立医院帕金森病住院患者的平均年龄呈平缓增加趋势，2020 年相比前 4 年有所下降，从 2019 年的平均 72.5 岁下降到 2020 年的平均 70.6 岁，但 2021 年又回升至 71.5 岁（图 1-3-2）。帕金森病住院患者的平均年龄变化可能受帕金森病患病年轻化，患者对疾病认知度提高、及早就医，医师对帕金森病诊断的规范化、标准化等因素共同影响。

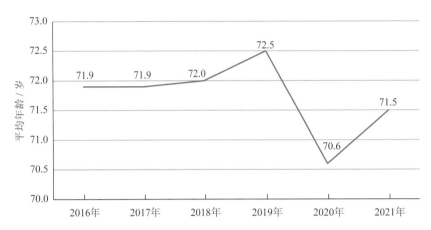

图 1-3-2　2016—2021 年 HQMS 数据库三级公立医院帕金森病住院患者平均年龄变化情况

（三）帕金森病住院患者平均住院时长的变化

2016—2020 年，HQMS 数据库三级公立医院帕金森病住院患者平均住院时长基本保持逐年下降趋势，从 2016 年的 12.4 d 降至 2020 年的 10.9 d，但在 2021 年回升至 11.6 d（图 1-3-3），住院时长中位数从 2016 年的 10 d 降至 2021 年的 9 d。这可能与我国公立医院帕金森病诊疗水平提高以及加强了对住院时长的管理有关。

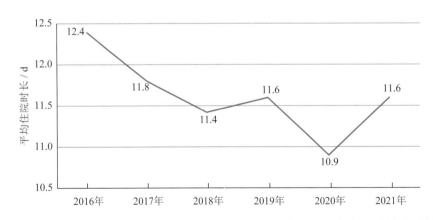

图 1-3-3　2016—2021 年 HQMS 数据库三级公立医院帕金森病住院患者平均住院时长变化情况

二、帕金森病住院患者医疗负担及死亡率分析

（一）帕金森病住院患者住院费用

2016—2020 年，HQMS 数据库三级公立医院帕金森病住院患者人均住院总费用基本保持稳定，2021 年较前稍有升高（图 1-3-4）。人均自费比例在 2016—2019 年呈逐年下降趋势，2020 年人均自费比例提升（图 1-3-5），这可能与治疗方案的选择以及国家医保政策配套支持有关。

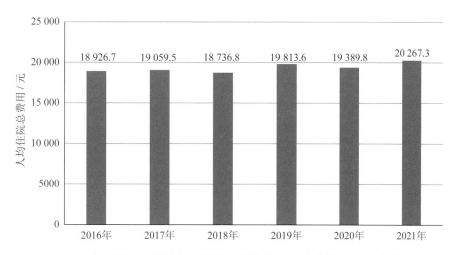

图 1-3-4 2016—2021 年 HQMS 数据库三级公立医院帕金森病住院患者人均住院总费用变化情况

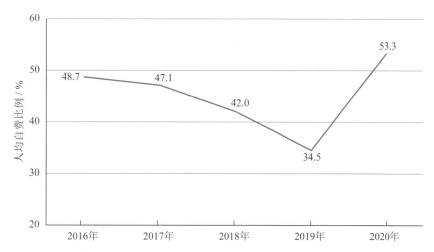

图 1-3-5 2016—2020 年 HQMS 数据库三级公立医院帕金森病住院患者人均自费比例变化情况

2016—2020 年，帕金森病住院患者付费方式的变化见图 1-3-6。患者支付方式为全自费的比例逐年下降，而基本医疗保险（城镇职工基本医疗保险、城镇居民基本医疗保险）和贫困救助的比例逐年升高，上述变化得益于国家医保政策的保障和社会对帕金森病患者的支持。新型农村合作医疗保险的比例减少，这与部分新型农村合作医疗保险转为基本医疗保险有关。

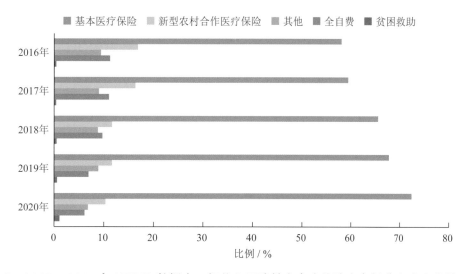

图 1-3-6 2016—2020 年 HQMS 数据库三级公立医院帕金森病住院患者付费方式变化情况

　　帕金森病住院患者的花费多集中在西药费、实验室检查费和影像学检查费等方面，其中西药费占比最高（图1-3-7）。2016年帕金森病住院患者人均西药费为5855.9元，2021年人均西药费为3115.6元，较前明显下降，这可能与药物治疗方案优化、国家药品管理政策改进等因素有关。2016—2019年人均影像学检查费则逐年增加，直至2021年才稍有回落，这可能与帕金森病诊断的影像学技术不断发展有关。

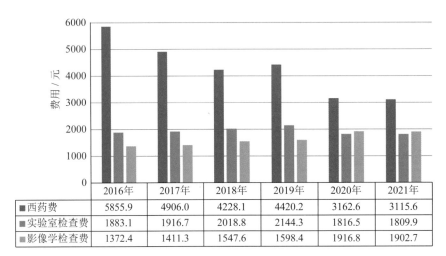

	2016年	2017年	2018年	2019年	2020年	2021年
西药费	5855.9	4906.0	4228.1	4420.2	3162.6	3115.6
实验室检查费	1883.1	1916.7	2018.8	2144.3	1816.5	1809.9
影像学检查费	1372.4	1411.3	1547.6	1598.4	1916.8	1902.7

图1-3-7　2016—2021年HQMS数据库三级公立医院帕金森病住院患者西药费、
实验室检查费和影像学检查费变化情况

（二）帕金森病住院患者住院死亡率

　　2016—2021年，HQMS数据库三级公立医院帕金森病住院患者住院死亡率基本呈逐年下降趋势（图1-3-8）。2016年帕金森病患者住院死亡率为1.9%，2021年住院死亡率下降至0.3%。住院死亡率的下降反映出我国三级公立医院帕金森病综合治疗与护理水平的不断提高。

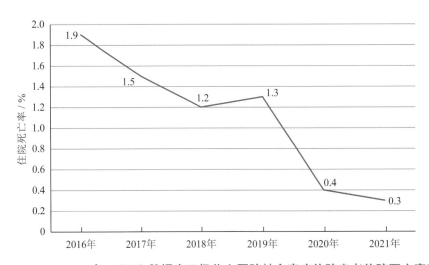

图1-3-8　2016—2021年HQMS数据库三级公立医院帕金森病住院患者住院死亡率变化情况

（冯　涛，蒋　莹，朴英善，王　展，王雪梅，杨雅琴，李思明）

· **第四章**

运动神经元病医疗质量数据分析

运动神经元病（motor neuron disease，MND）是一组病因未明的选择性侵犯脊髓前角细胞、脑干后组运动神经元、皮质锥体细胞及锥体束的慢性进行性神经变性疾病。肌萎缩侧索硬化（amyotrophic lateral sclerosis，ALS）是 MND 的主要类型，占 90% 以上。国际上一般以 ALS/MND 来代指这一类疾病谱。ALS/MND 为进行性病程，目前尚缺乏特效治疗措施，患者预后较差，中位生存期仅为 3～5 年，死因多为呼吸衰竭。ALS/MND 的发病率低，为（0.4～2.6）/（10 万人·年），目前其病因尚不明确，无有效治疗手段。ALS/MND 虽然少见，但作为一种致死性疾病，其发病年龄相对较小，生存期短，同时由于我国人口基数大，该病患者的总人数并不少，对患者、家庭和社会的危害非常大。ALS/MND 作为罕见病的典型代表，受到政府、医学界和社会大众的广泛关注。目前 ALS/MND 的诊治方面还存在很多问题，主要有：①缺乏全国性的流行病学数据；②诊治存在一定困难，患者常多处就诊，加重经济负担；③尚无有效的治疗手段，不规范的诊治会进一步加重患者的经济负担。通过国家 HQMS 数据库登记的病案首页信息，可以了解 ALS/MND 的诊治现状，为规范该病的诊治提供依据和改进方向。

一、结构评价

（一）收治肌萎缩侧索硬化/运动神经元病医院的总体情况

ALS/MND 作为神经系统的一种罕见病，需要具备一定条件和技术水平的医疗机构才能诊治。2022 年 HQMS 数据库纳入 ALS/MND 质量控制分析的全国各省级行政区（不含港、澳、台地区）三级医院总数为 1502 家，其中四川省的医院数量最多，西藏自治区的最少。纳入的医院数量与各地区人口数量趋势一致（图 1-4-1）。

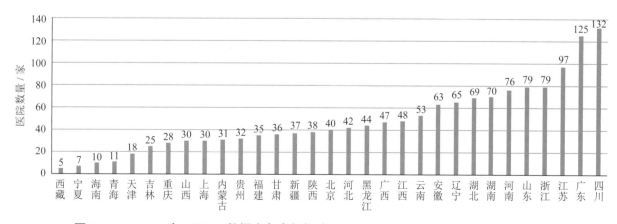

图 1-4-1 2022 年 HQMS 数据库各省级行政区纳入 ALS/MND 分析的三级医院数量

（二）肌萎缩侧索硬化／运动神经元病患者数量

2022 年，HQMS 数据库三级医院 ALS／MND 出院患者共计 23 062 人次。各省级行政区中，湖北省出院患者最多，其次是浙江省（图1-4-2），这可能与上述地区参与质量控制的医院数量多、人口基数大以及参与上报的医院数量多等因素有关。ALS／MND 患者数量总体上与各地区参与质量控制医院的数量及人口数量趋势一致。

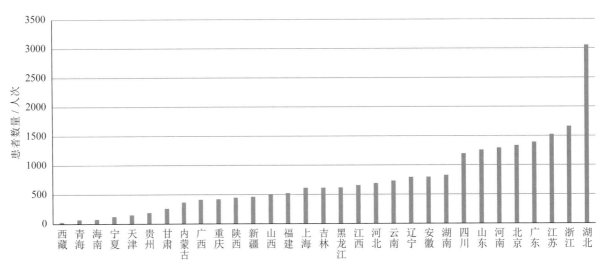

图 1-4-2　2022 年 HQMS 数据库各省级行政区 ALS／MND 出院患者人次

二、过程评价

（一）患者人口学特征分析

2022 年 HQMS 数据库三级医院 ALS／MND 出院患者总人次为 23 062 人次，其中男性 14 800 人次（64.2%），女性 8262 人次（35.8%），男女比例为 1.8。各年龄段的患者数量分布见图 1-4-3，55～69 岁是本病的发病高峰年龄段，与国外既往报道一致。

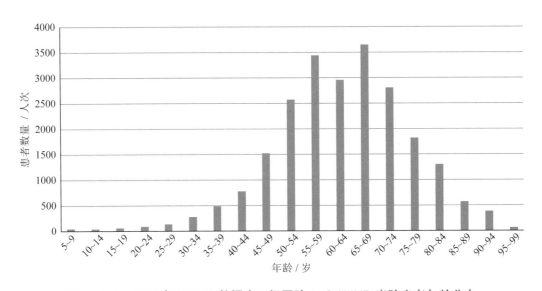

图 1-4-3　2022 年 HQMS 数据库三级医院 ALS／MND 出院患者年龄分布

2022 年，HQMS 数据库三级医院 ALS／MND 患者院内死亡 238 例，其中男性 159 例，女性 79 例，平均死亡年龄（68.2±12.8）岁，患者死亡年龄的分布基本与发病年龄分布一致。各年龄段死亡人数见图 1-4-4。

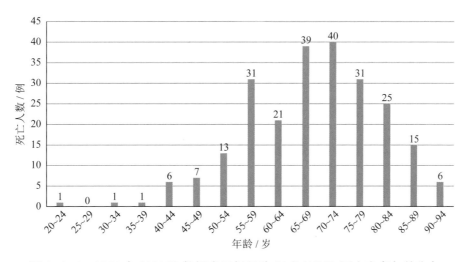

图 1-4-4 2022 年 HQMS 数据库三级医院 ALS / MND 死亡患者年龄分布

（二）疾病负担指标

2022 年，HQMS 数据库三级医院 ALS / MND 患者次均住院总费用为（19 224.0 ± 38 861.4）元，较 2021 年［（19 897.1 ± 38 322.8）元］下降 3.50%。各省级行政区 ALS/MND 患者住院费用见图 1-4-5，其中北京市的次均住院总费用最高，为（30 009.5 ± 52 368.7）元，宁夏回族自治区最低，为（9245.9 ± 7640.0）元。2022 年 HQMS 数据库三级医院 ALS / MND 患者住院费用分布情况见图 1-4-6，费用占比前 3 项分别为西药费［（4819.0 ± 14 960.7）元］、实验室诊断费［（2629.2 ± 3874.5）元］和一般治疗操作费［（1885.3 ± 7990.5）元］。

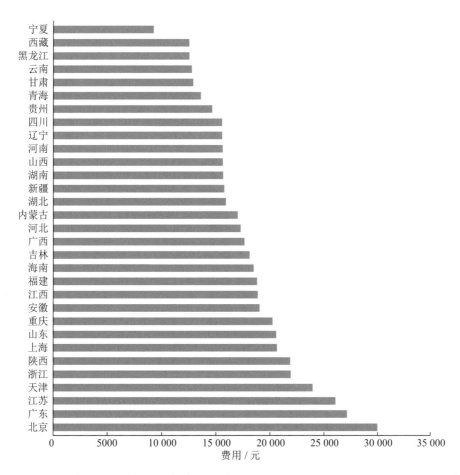

图 1-4-5 2022 年 HQMS 数据库各省级行政区三级医院 ALS / MND 患者次均住院总费用情况

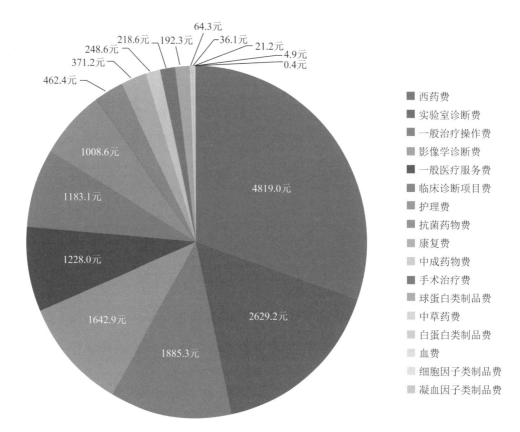

图 1-4-6　2022 年 HQMS 数据库三级医院 ALS / MND 患者住院费用分布情况

（三）管理运行类指标

对 ALS / MND 管理运行类指标分析显示，2022 年，HQMS 数据库三级医院 ALS / MND 患者平均住院时长为（13.2 ± 17.5）d。各省级行政区域 ALS / MND 患者平均住院时长见图 1-4-7，其中内蒙古自治区住院时长最长，为（18.1 ± 19.1）d，黑龙江省住院时长最短，为（10.0 ± 10.4）d。

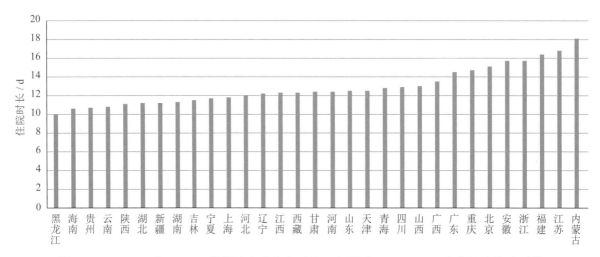

图 1-4-7　2022 年 HQMS 数据库各省级行政区三级医院 ALS / MND 患者平均住院时长

2022 年 HQMS 数据库三级医院 ALS / MND 患者中，有 89.4% 的患者遵医嘱离院，3.2% 的患者转院，5.4% 的患者非医嘱离院，1.0% 的患者院内死亡，1.0% 的患者离院方式不详。2022 年各省级行政区 ALS / MND 患者离院方式情况见图 1-4-8，其中非医嘱离院率最低的省级行政区为西藏自治区（0.0%）。

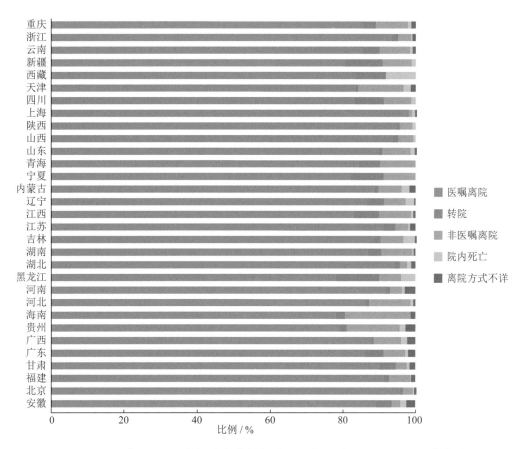

图 1-4-8　2022 年 HQMS 数据库各省级行政区三级医院 ALS / MND 患者离院方式

三、结局评价

2022 年 HQMS 数据库三级医院 ALS / MND 患者院内死亡 238 例，其中海南省、宁夏回族自治区、青海省无院内死亡发生，西藏自治区住院死亡率最高，达 8.3%（图 1-4-9）。总体来说，三级医院中 ALS / MND 患者住院死亡率低，但该病为不可治疗疾病，平均生存期为 3～5 年，提示患者可能多数在院外或三级以下医院内死亡。

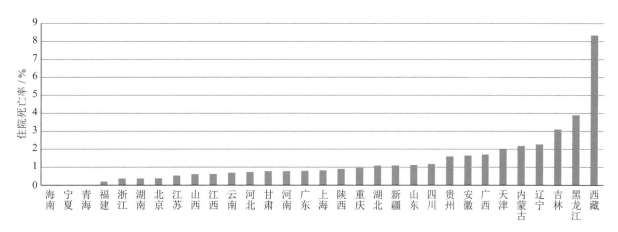

图 1-4-9　2022 年 HQMS 数据库各省级行政区三级医院 ALS / MND 患者住院死亡率

（樊东升，何　及）

第五章

认知障碍性疾病医疗质量数据分析

第 7 次全国人口普查数据显示，我国 60 岁及以上人口达到 2.64 亿人，占总人口的 18.7%。随着人口寿命的延长，认知障碍性疾病的患病率也在逐年增加。阿尔茨海默病（Alzheimer's disease，AD）是最常见的痴呆疾病，占全部痴呆的 60%～80%，其次是血管性痴呆（vascular dementia，VaD），占 20%～30%，也有部分患者 AD 和 VaD 同时出现，表现为混合性痴呆（mixed dementia，MixD）。认知障碍性疾病还包括路易体痴呆（dementia with Lewy bodies，DLB）和额颞叶痴呆（frontotemporal dementia，FTD），这两类疾病的发病率较低，发病年龄更轻，具有特定的疾病特点。

本章分析 2022 年全国（不含港、澳、台地区）认知障碍性疾病（包括 AD、VaD、DLB、FTD、MixD）出院患者的资料，主要依据 HQMS 数据库中公立医院病案首页主要诊断代码及其他诊断代码包含认知障碍性疾病诊断的出院患者信息，为临床关心的问题提供全国性数据支持。

第一节　阿尔茨海默病医疗质量数据分析

一、阿尔茨海默病出院患者地区分布情况

基于 2021 年度 HQMS 数据库资料，对我国 31 个省级行政区（不含港、澳、台地区）共 1705 家公立医院 AD 患者的出院数据进行分析。参与调查的公立医院数量排名前 3 位的省级行政区分别是四川省、广东省和江苏省（图 1-5-1）。

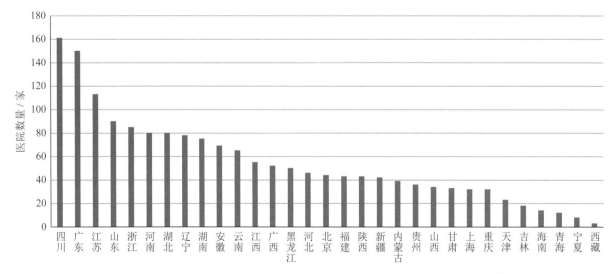

图 1-5-1　2021 年 HQMS 数据库各省级行政区参与 AD 数据分析的公立医院数量分布

2021 年，HQMS 数据库中 AD 出院患者为 85 005 例。各省级行政区出院患者数量的分布见图 1-5-2，出院患者数量排名前 3 位的省级行政区依次为浙江省、四川省和广东省。

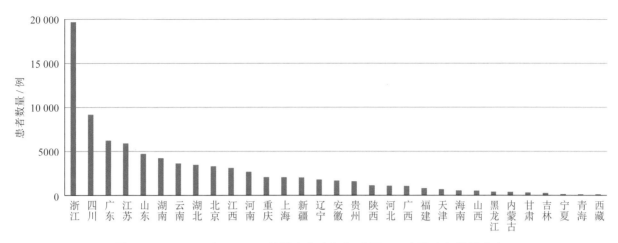

图 1-5-2　2021 年 HQMS 数据库各省级行政区 AD 出院患者数量分布

二、阿尔茨海默病出院患者基本情况

2021 年 HQMS 数据库中 AD 出院患者共 85 005 例，平均年龄（79.5 ± 10.0）岁，男性患者数量少于女性患者（男性 40 362 例，47.5%）。2021 年 AD 出院患者的年龄和性别分布见图 1-5-3，以 80～89 岁为高发年龄段。

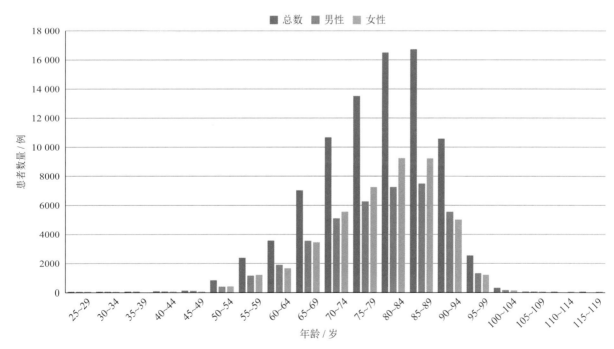

图 1-5-3　2021 年 HQMS 数据库 AD 出院患者年龄和性别分布

三、阿尔茨海默病出院患者的住院负担、住院科室和入院方式情况

2021 年 AD 出院患者人均住院总费用为 19 973.9 元，人均一般医疗服务费 2165.2 元，人均一般治疗操作费 2193.3 元，人均护理费 1697.0 元，平均住院时长（26.2 ± 30.7）d（表 1-5-1）。

表 1-5-1 2021 年 HQMS 数据库 AD 患者住院负担情况

指标	数据
人均住院总费用 / 元	19 973.9 ± 23 675.9
人均一般医疗服务费 / 元	2165.2 ± 3663.2
人均一般治疗操作费 / 元	2193.3 ± 4856.6
人均护理费 / 元	1697.0 ± 2654.3
平均住院时长 / d	26.2 ± 30.7

2021 年 AD 出院患者的住院科室分布见图 1-5-4。主要住院科室为神经内科和老年病科。

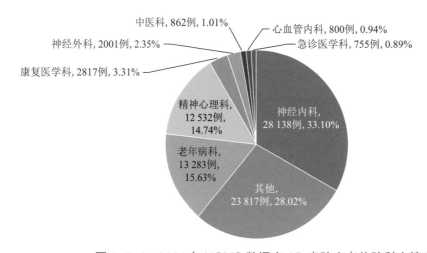

图 1-5-4 2021 年 HQMS 数据库 AD 出院患者住院科室情况

2021 年 AD 出院患者的入院方式见图 1-5-5。多数 AD 患者通过门诊途径入院，比例为 78.14%，其次是急诊途径，比例为 19.16%。

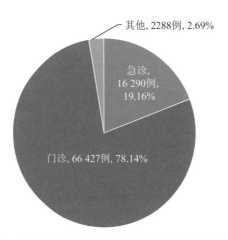

图 1-5-5 2021 年 HQMS 数据库 AD 出院患者入院方式

四、阿尔茨海默病出院患者的共患病情况

2021 年 AD 出院患者共患病前 10 位为特发性（原发性）高血压、脑梗死、慢性缺血性心脏病、非胰岛素依赖型糖尿病、动脉粥样硬化、脑血管病后遗症、电解质及酸碱平衡紊乱、心力衰竭、前列腺增生和其他脑血管病，其中以特发性（原发性）高血压最为常见（图 1-5-6）。

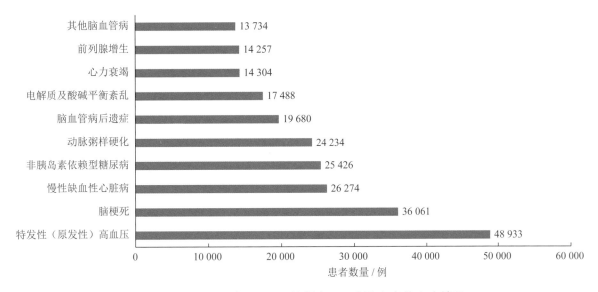

图 1-5-6　2021 年 HQMS 数据库 AD 出院患者共患病情况

五、阿尔茨海默病出院死亡患者情况

2021 年 AD 出院死亡患者人数为 491 例，死亡率为 5.78‰，平均死亡年龄为（83.4±7.3）岁，其中男性占 51.3%。2021 年 AD 出院死亡患者中排名前 2 位的主要诊断分别是脑梗死和 AD（表 1-5-2）。

表 1-5-2　2021 年 HQMS 数据库 AD 出院死亡患者基线信息

指标	数值
人数 / 例	491
死亡率 / ‰	5.78
年龄 / 岁	83.4±7.3
年龄段 / 例（%）	
55～59 岁	2（0.4）
60～64 岁	4（0.8）
65～69 岁	20（4.1）
70～74 岁	27（5.5）
75～79 岁	78（15.9）
80～84 岁	122（24.8）
85～89 岁	144（29.3）
90～94 岁	79（16.1）
95～99 岁	12（2.4）
100～104 岁	3（0.6）
男性 / 例（%）	252（51.3）
入院途径 / 例（%）	
急诊	254（51.7）
门诊	221（45.0）
其他	16（3.3）
主要诊断 / 例（%）	
脑梗死	136（27.7）
AD	110（22.4）

第二节 血管性痴呆医疗质量数据分析

一、血管性痴呆出院患者地区分布情况

2021 年 HQMS 数据库全国各省级行政区（不含港、澳、台地区）VaD 出院患者总数为 68 750 例，各省级行政区出院患者的分布情况见图 1-5-7。出院患者数量排名前 3 位的省级行政区依次为广东省、河南省和湖北省。

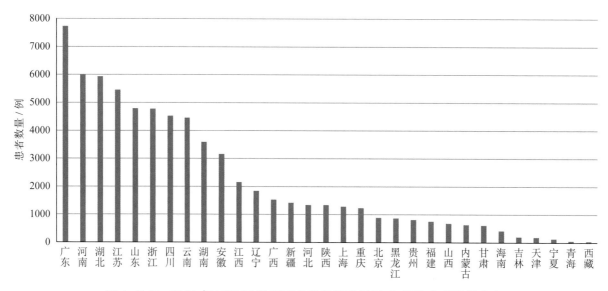

图 1-5-7　2021 年 HQMS 数据库各省级行政区 VaD 出院患者数量分布

二、血管性痴呆出院患者基本情况

2021 年 HQMS 数据库 VaD 出院患者共 68 750 例，平均年龄（76.5 ± 11.3）岁，其中男性患者 41 626 例，男性多于女性。2021 年 VaD 出院患者以 75～84 岁为高发年龄段（图 1-5-8）。与 2020 年相比，2021 年 HQMS 数据库中 VaD 出院患者数量增多，平均年龄增高，男性比例降低，患者高发年龄呈延后趋势。

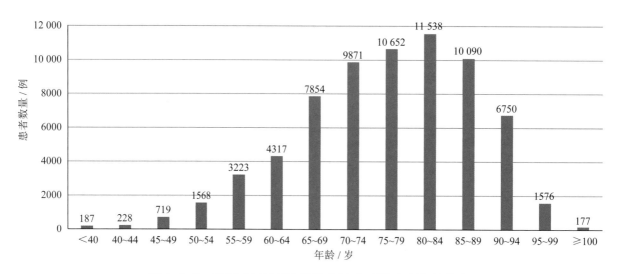

图 1-5-8　2021 年 HQMS 数据库 VaD 出院患者年龄分布

三、血管性痴呆出院患者的住院负担、住院科室和入院方式情况

2021 年 HQMS 数据库 VaD 出院患者人均住院总费用为 18 577.3 元，人均一般医疗服务费 1675.6 元，人均一般治疗操作费 1821.1 元，人均护理费 1562.0 元，平均住院时长为（22.2±26.2）d（表 1-5-3）。2020 年 VaD 出院患者人均住院总费用为 17 567.6 元，人均自付费用 7177.7 元，平均住院时长为 19.6 d。与 2020 年相比，2021 年 VaD 出院患者人均住院总费用呈上升趋势，平均住院时长延长。

表 1-5-3　2021 年 HQMS 数据库 VaD 患者住院负担情况

指标	数值
人均住院总费用 / 元	18 577.3 ± 22 956.0
人均一般医疗服务费 / 元	1675.6 ± 2742.7
人均一般治疗操作费 / 元	1821.1 ± 3944.9
人均护理费 / 元	1562.0 ± 2888.3
平均住院时长 / d	22.2 ± 26.2

2021 年 HQMS 数据库 VaD 出院患者的住院科室分布见图 1-5-9，主要住院科室为神经内科和老年病科。

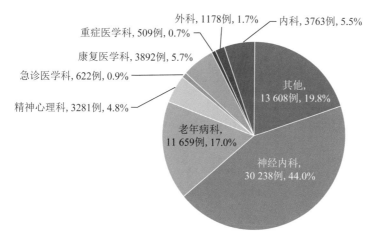

图 1-5-9　2021 年 HQMS 数据库 VaD 出院患者住院科室情况

2021 年 HQMS 数据库 VaD 出院患者的入院方式见图 1-5-10，多数 VaD 患者通过门诊途径住院，比例为 74.1%，其次为急诊途径，比例为 23.3%。

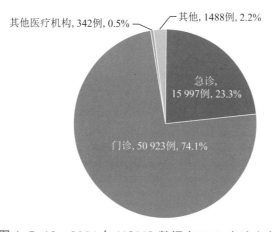

图 1-5-10　2021 年 HQMS 数据库 VaD 出院患者入院方式

四、血管性痴呆出院患者的共患病情况

2021 年 VaD 出院患者共患病前 10 位为高血压、脑梗死、其他脑血管病、2 型糖尿病、慢性缺血性心脏病、主动脉硬化、电解质及酸碱平衡紊乱、心力衰竭、入脑前动脉狭窄或闭塞以及前列腺增生，其中以高血压最常见（图 1-5-11）。

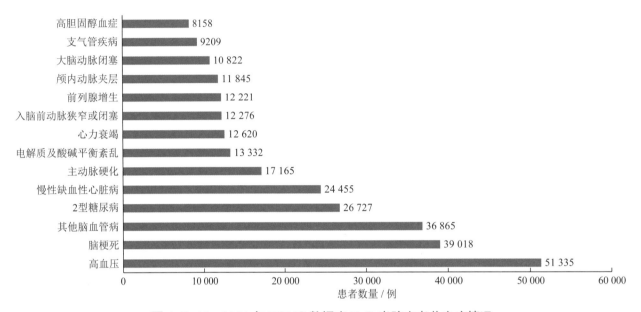

图 1-5-11　2021 年 HQMS 数据库 VaD 出院患者共患病情况

五、血管性痴呆出院死亡患者情况

2021 年 VaD 出院死亡患者为 337 例，死亡患者的主要诊断见图 1-5-12，排名前 3 位的诊断分别为血管性痴呆、脑梗死和高血压。

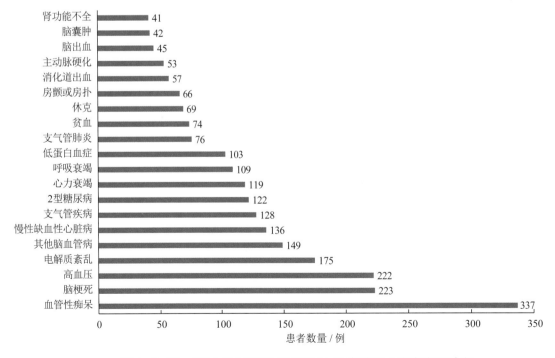

图 1-5-12　2021 年 HQMS 数据库 VaD 出院死亡患者主要诊断

第三节 路易体痴呆医疗质量数据分析

一、路易体痴呆出院患者地区分布情况

2021年，HQMS数据库中全国各省级行政区（不含港、澳、台地区）DLB出院患者为4922例，各省级行政区出院患者数量分布情况见图1-5-13，出院患者数量排名前3位的省级行政区依次为江苏省、广东省和山东省。

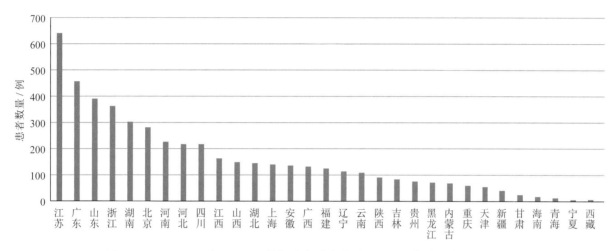

图1-5-13 2021年HQMS数据库各省级行政区DLB出院患者数量分布

二、路易体痴呆出院患者基本情况

2021年HQMS数据库中DLB出院患者共4922例，平均年龄（64.5±18.5）岁，其中男性2939例，占总数的59.7%。2021年DLB出院患者的年龄分布见图1-5-14，以65～74岁为高发年龄段。

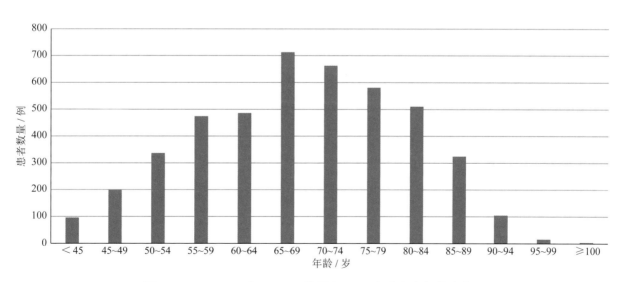

图1-5-14 2021年HQMS数据库DLB出院患者年龄分布

三、路易体痴呆出院患者的住院负担、住院科室和入院方式情况

2021年HQMS数据库DLB出院患者人均住院总费用为（20 967.18±29 861.67）元，平均住院时长（13.8±16.1）d。2021年DLB出院患者主要住院科室为神经内科，住院科室分布见图1-5-15。

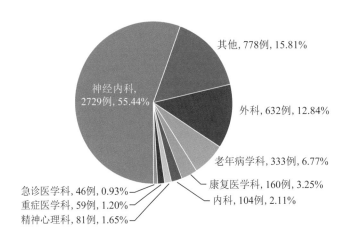

图 1-5-15 2021 年 HQMS 数据库 DLB 出院患者住院科室情况

2021 年 HQMS 数据库 DLB 出院患者的入院方式见图 1-5-16，多数 DLB 患者通过门诊途径入院，比例为 67.86%，其次为急诊途径，比例为 28.32%。

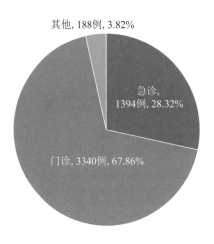

图 1-5-16 2021 年 HQMS 数据库 DLB 出院患者入院方式

四、路易体痴呆出院患者的共患病情况

2021 年 DLB 出院患者共患病前 10 位为高血压、脑梗死、其他脊椎病、动脉粥样硬化、颈椎间盘疾患、2 型糖尿病、慢性缺血性心脏病、电解质及酸碱平衡紊乱、颅外动脉闭塞和狭窄、其他脑血管病，其中以高血压最为常见（图 1-5-17）。

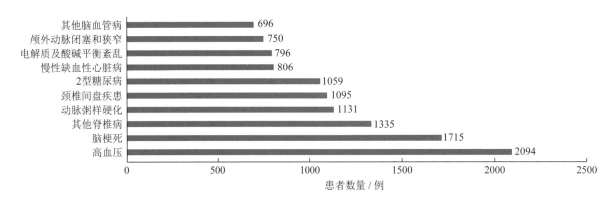

图 1-5-17 2021 年 HQMS 数据库 DLB 出院患者共患病情况

五、路易体痴呆出院死亡患者情况

2021 年 DLB 出院死亡患者共 25 例，死亡率为 5.08‰，平均死亡年龄为（38.9±36.0）岁，其中男性 20 例，占 80.0%（表 1-5-4）。2021 年 DLB 出院死亡患者中排名前 2 位的主要诊断分别为 DLB 和脑炎。

表 1-5-4   2021 年 HQMS 数据库 DLB 出院死亡患者基线信息

指标	数值
人数 / 例	25
死亡率 / ‰	5.08
年龄 / 岁	38.9 ± 36.0
男性 / 例（%）	20（80.0）
入院途径 / 例（%）	
急诊	12（48.0）
门诊	11（44.0）
其他	2（8.0）
主要诊断 / 例（%）	
DLB	11（44.0）
脑炎	4（16.0）

第四节　额颞叶痴呆医疗质量数据分析

一、额颞叶痴呆出院患者地区分布情况

2021 年 HQMS 数据库分析显示，FTD 出院患者为 24 例，各省级行政区出院患者的分布情况见图 1-5-18，出院患者数量较多的省级行政区有江西省、甘肃省和广东省等。

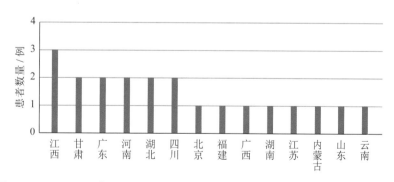

图 1-5-18   2021 年 HQMS 数据库各省级行政区 FTD 出院患者数量分布

二、额颞叶痴呆出院患者基本情况

2021 年 HQMS 数据库 FTD 出院患者的平均年龄为（45.8±25.4）岁，男性患者数量少于女性患者（男性 11 例，占 45.8%）。2021 年 HQMS 数据库 FTD 出院患者年龄及性别分布见图 1-5-19。

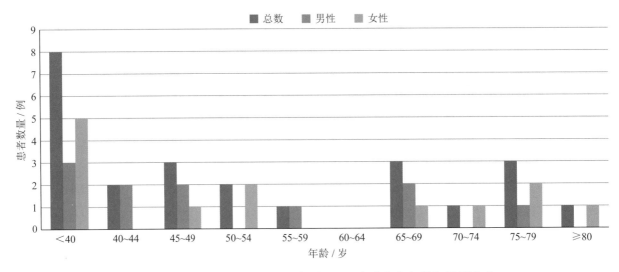

图 1-5-19　2021 年 HQMS 数据库 FTD 出院患者年龄和性别分布

三、额颞叶痴呆出院患者的住院负担、住院科室和入院方式情况

2021 年 HQMS 数据库 FTD 出院患者人均住院总费用为 8385.5 元，平均住院时长为（9.4 ± 6.0）d（表 1-5-5）。

表 1-5-5　2021 年 HQMS 数据库 FTD 出院患者住院负担情况

指标	$\bar{x} \pm s$	$M(P_{25} \sim P_{75})$
人均住院总费用 / 元	8385.5 ± 4842.3	7577.9（4393.9～11 045.0）
人均一般医疗服务费 / 元	598.5 ± 532.1	440.0（269.0～694.0）
人均一般治疗操作费 / 元	256.5 ± 285.6	169.3（100.3～278.2）
人均护理费 / 元	312.7 ± 238.6	207.5（116.0～536.0）
平均住院时长 / d	9.4 ± 6.0	7.0（5.0～12.0）

2021 年 HQMS 数据库 FTD 出院患者的住院科室分布情况见图 1-5-20，其中神经内科为主要住院科室，占 66.6%。

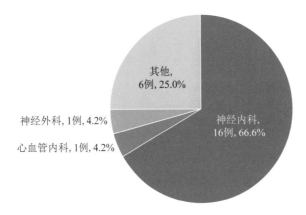

图 1-5-20　2021 年 HQMS 数据库 FTD 出院患者住院科室情况

2021 年 HQMS 数据库 FTD 出院患者的入院方式见图 1-5-21，其中门诊为主要入院方式，共 20 例，占 83.3%。

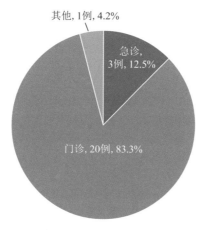

图 1-5-21 2021 年 HQMS 数据库 FTD 出院患者入院方式

四、额颞叶痴呆出院患者的共患病情况

2021 年 HQMS 数据库 FTD 出院患者共患病前 5 位依次为消化系统疾病（主要为胃炎）、脑血管病、癫痫、高血压和其他脑部疾病（图 1-5-22）。

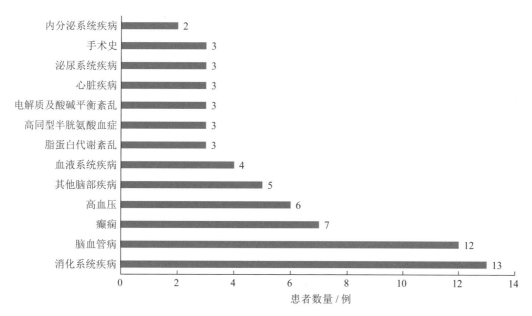

图 1-5-22 2021 年 HQMS 数据库 FTD 出院患者共患病情况

五、额颞叶痴呆出院死亡患者情况

2021 年 HQMS 数据库 FTD 出院患者无死亡病例，死亡率为 0。

第五节 混合性痴呆医疗质量数据分析

一、混合性痴呆出院患者地区分布情况

基于 2021 年度 HQMS 数据库，对参与 MixD 调查的 26 个省级行政区共 262 家公立医院上报的 MixD 患者数据进行分析。参与调查的公立医院数量排名前 3 位的省级行政区分别是浙江省、广东省和四川省（图 1-5-23）。

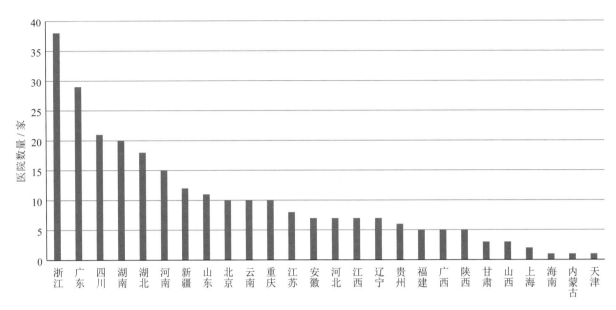

图 1-5-23　2021 年 HQMS 数据库各省级行政区参与 MixD 数据分析的公立医院数量分布

2021 年，HQMS 数据库中 MixD 出院患者为 1432 例，各省级行政区出院患者的数量分布情况见图 1-5-24，出院患者数量排名前 3 位的省级行政区依次为浙江省、四川省和广东省。

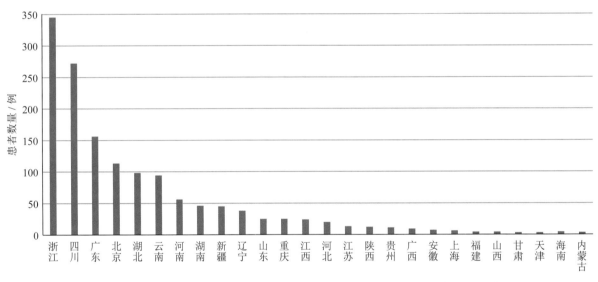

图 1-5-24　2021 年 HQMS 数据库各省级行政区 MixD 出院患者数量分布

二、混合性痴呆出院患者基本情况

2021 年 HQMS 数据库中 MixD 出院患者共 1432 例，平均年龄（81.5±8.8）岁，男性患者数量少于女性患者（男性 686 例，占 47.9%），以 80～89 岁为高发年龄段（图 1-5-25）。2020 年 HQMS 数据库中 MixD 出院患者共 1212 例，平均年龄（77.4±9.2）岁，男性患者数量多于女性患者（男性 692 例，占 57.1%），以 75～84 岁为高发年龄段。与 2020 年相比，2021 年 MixD 出院患者数量增多，平均年龄增高，女性比例升高，患者高发年龄呈延后趋势。

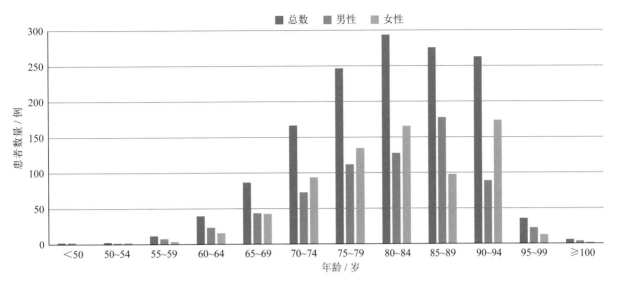

图 1-5-25　2021 年 HQMS 数据库 MixD 出院患者年龄和性别分布

三、混合性痴呆出院患者的住院负担、住院科室和入院方式情况

2021 年 HQMS 数据库 MixD 出院患者人均住院总费用为 22 493.5 元，人均一般医疗服务费 2382.6 元，人均一般治疗操作费 3330.6 元，人均护理费 1649.5 元，平均住院时长为（28.6 ± 27.2）d（表 1-5-6）。2020 年 HQMS 数据库 MixD 出院患者人均住院总费用为 19 902.4 元，人均自付费用 7646.3 元，平均住院时长为 21.2 d。与 2020 年相比，2021 年 MixD 出院患者人均住院总费用呈上升趋势，平均住院时长延长。

表 1-5-6　2021 年 HQMS 数据库 MixD 出院患者住院负担情况

指标	数值
人均住院总费用 / 元	22 493.5 ± 18 928.3
人均一般医疗服务费 / 元	2382.6 ± 2735.3
人均一般治疗操作费 / 元	3330.6 ± 5736.1
人均护理费 / 元	1649.5 ± 1792.2
人均住院时长 / d	28.6 ± 27.2

2021 年 MixD 出院患者的住院科室分布见图 1-5-26，主要住院科室为神经内科和老年病科。

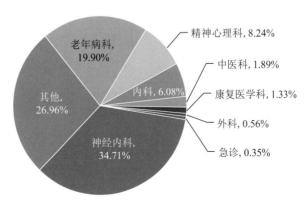

图 1-5-26　2021 年 HQMS 数据库 MixD 出院患者住院科室情况

2021 年 MixD 出院患者的入院方式见图 1-5-27。多数 MixD 患者通过门诊途径入院，比例为 87.04%，其次是急诊途径，比例为 8.47%。与 2020 年相比，2021 年 MixD 出院患者通过门诊途径入院的比例增多。

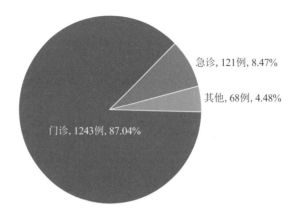

图 1-5-27　2021 年 HQMS 数据库 MixD 出院患者入院方式

四、混合性痴呆出院患者的共患病情况

2021 年 MixD 出院患者共患病前 10 位为高血压、2 型糖尿病、脑梗死、脑血管病后遗症、慢性缺血性心脏病、动脉粥样硬化、其他脑血管病、电解质及酸碱平衡紊乱、其他功能性肠疾患和前列腺增生，其中以高血压最为常见（图 1-5-28）。

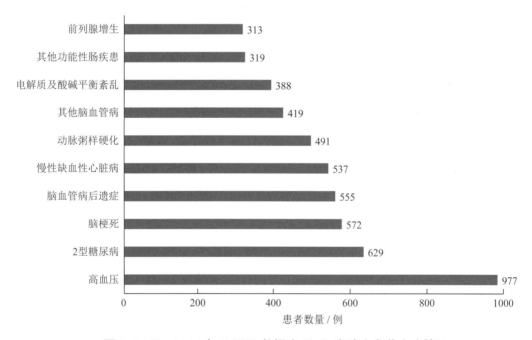

图 1-5-28　2021 年 HQMS 数据库 MixD 出院患者共患病情况

五、混合性痴呆出院死亡患者情况

2021 年 MixD 出院死亡患者共 4 例，死亡率为 2.79‰，平均死亡年龄（85.5±8.7）岁，均为门诊入院，其中男性占 50.0%。MixD 出院死亡患者人均住院总费用为 49 237.6 元，人均一般医疗服务费 4051.3 元，人均一般治疗操作费 10 126.0 元，人均护理费 1825.7 元，平均住院时长为（41.0±21.7）d（表 1-5-7）。

表 1-5-7   2021 年 HQMS 数据库 MixD 出院死亡患者基线信息

指标	数值
人数 / 例	4
死亡率 / ‰	2.79
年龄 / 岁	85.5 ± 8.7
年龄分布 / 例（%）	
70～74 岁	1（25.0）
85～89 岁	2（50.0）
95～99 岁	1（25.0）
男性 / 例（%）	2（50.0）
入院方式 / 例（%）	
门诊	4（100）
住院科室 / 例（%）	
神经内科	1（25.0）
康复医学科	1（25.0）
其他	2（50.0）
人均住院总费用 / 元	49 237.6 ± 27 275.5
人均一般医疗服务费 / 元	4051.3 ± 3464.2
人均一般治疗操作费 / 元	10 126.0 ± 12 387.2
人均护理费 / 元	1825.7 ± 965.5
平均住院时长 / d	41.0 ± 21.7
主要诊断 / 例（%）	
AD	3（75.0）
VaD	1（25.0）

（张　巍，邹昕颖，张贵丽，余舒扬，连腾宏，左丽君）

第六章

中枢神经系统感染性疾病医疗质量数据分析

第一节　脑炎医疗质量数据分析

一、脑炎医疗质量安全情况分析

本节通过国家 HQMS 数据库登记的病案首页信息，汇总分析感染性脑炎、自身免疫性脑炎和不明原因脑炎的诊疗现状，为规范这 3 类脑炎的诊疗提供参考。

本次分析先统计了 2016—2021 年感染性脑炎、自身免疫性脑炎和不明原因脑炎住院患者的基本情况，之后分析了患者的年龄分布、共患病和死亡等情况，为临床关心的问题提供全国性的数据支持。本次分析只纳入了 HQMS 数据库中三级公立医院首次住院的脑炎患者资料。

二、脑炎住院患者一般情况分析

（一）2016—2021 年医院质量监测系统数据库脑炎住院患者数量及变化情况

HQMS 数据库中全国（不含港、澳、台地区）三级公立医院住院病案首页的数据显示，2016—2019 年感染性脑炎住院患者数量逐年增加，从 44 447 例增加至 59 792 例，2020 年下降至 36 395 例，2021 年增加至 68 232 例；2016—2021 年自身免疫性脑炎住院患者数量逐年增加，波动于 1560～13 169 例；2016—2019 年不明原因脑炎患者数量逐年增加，从 7993 例增加至 12 988 例，2020 年下降至 7692 例，2021 年增加至 14 452 例（图 1-6-1）。

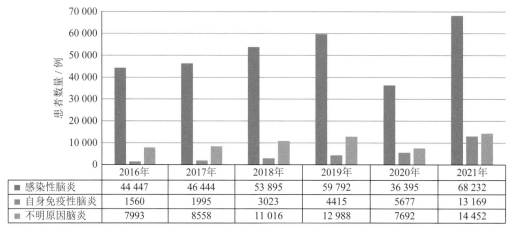

	2016年	2017年	2018年	2019年	2020年	2021年
感染性脑炎	44 447	46 444	53 895	59 792	36 395	68 232
自身免疫性脑炎	1560	1995	3023	4415	5677	13 169
不明原因脑炎	7993	8558	11 016	12 988	7692	14 452

图 1-6-1　2016—2021 年 HQMS 数据库三级公立医院不同类型脑炎住院患者数量

HQMS 数据库汇总的脑炎住院患者中，感染性脑炎是最常见的类型。以 2021 年为例，感染性脑炎患者的比例最高，为 71.18%，其次为不明原因脑炎（15.08%），而自身免疫性脑炎（13.74%）的比例最低（图 1-6-2）。

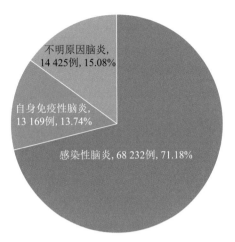

图 1-6-2 2021 年 HQMS 数据库三级公立医院不同类型脑炎住院患者比例

2016—2021 年，感染性脑炎住院患者以山东省、江苏省最多（图 1-6-3），自身免疫性脑炎住院患者以广东省、山东省最多（图 1-6-4），不明原因脑炎住院患者以山东省、河南省最多（图 1-6-5）。这可能与上述地区参与质量控制的医院数量、人口数量以及发病率等因素有关。2016—2019 年，多数省级行政区的感染性脑炎、不明原因脑炎住院人数呈上升趋势，这种趋势可能与就医条件改善有关。但 2020 年多数省级行政区的感染性脑炎和不明原因脑炎住院人数较 2019 年明显下降，考虑可能与新型冠状病毒感染疫情期间人口流动限制，导致部分患者的就医数据未纳入质量控制有关。2021 年感染性脑炎、自身免疫性脑炎和不明原因脑炎住院人数均较往年大幅度提升，应考虑新型冠状病毒感染后侵犯中枢神经系统和可能诱发机体自身免疫反应等情况。2016—2021 年，除北京市外，其他省级行政区的自身免疫性脑炎住院人数逐年增加，考虑与就医条件改善、大众对该病认知度增加以及各地区三级医院诊治水平的提高有关；北京市 2019 年住院人数降低，可能与疫情管控有关。

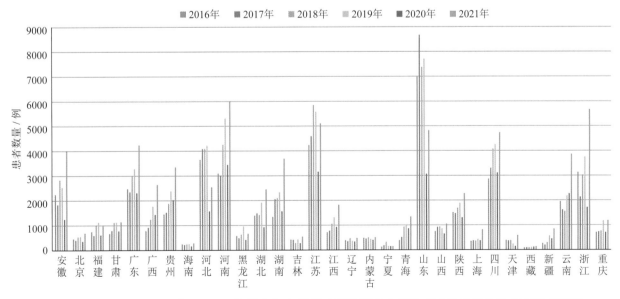

图 1-6-3 2016—2021 年 HQMS 数据库各省级行政区三级公立医院感染性脑炎住院患者数量变化

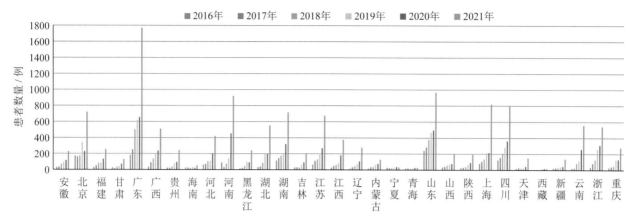

图 1-6-4　2016—2021 年 HQMS 数据库各省级行政区三级公立医院自身免疫性脑炎住院患者数量变化

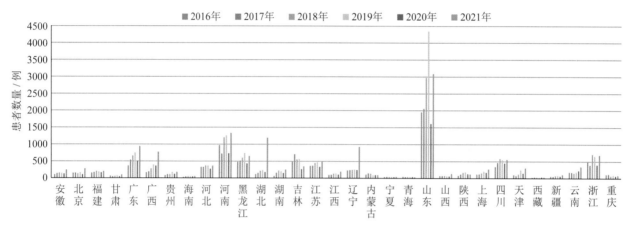

图 1-6-5　2016—2021 年 HQMS 数据库各省级行政区三级公立医院不明原因脑炎住院患者数量变化

（二）2016—2021 年医院质量监测系统数据库脑炎患者平均住院时长变化情况

2016—2019 年，HQMS 数据库中三级公立医院感染性脑炎患者的平均住院时长变化不大，波动于 11 d 左右，2020 年略增长至 13.0 d，2021 年又减少至 11.5 d，与 2020 年以前基本持平。2016—2020 年自身免疫性脑炎患者的平均住院时长变化不大，波动于 17 d 左右，2021 年减少至 14.4 d。这可能与患者对该病的认知度增加、三级医院诊断和治疗水平提高有关。2016—2021 年不明原因脑炎患者的平均住院时长变化不大，波动于 9.8～11.5 d（图 1-6-6）。

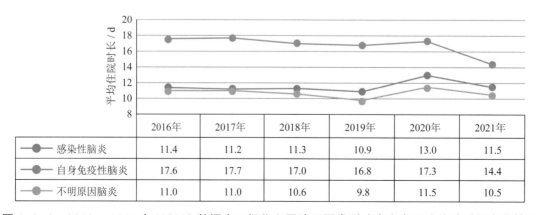

	2016年	2017年	2018年	2019年	2020年	2021年
感染性脑炎	11.4	11.2	11.3	10.9	13.0	11.5
自身免疫性脑炎	17.6	17.7	17.0	16.8	17.3	14.4
不明原因脑炎	11.0	11.0	10.6	9.8	11.5	10.5

图 1-6-6　2016—2021 年 HQMS 数据库三级公立医院不同类型脑炎患者平均住院时长变化情况

（三）2016—2021 年医院质量监测系统数据库脑炎患者性别分布情况

1. 感染性脑炎患者性别分布

2016—2021 年首次因感染性脑炎住院的不同性别患者数量及性别比例的变化情况见图 1-6-7，男性 / 女性波动于 1.45 左右。

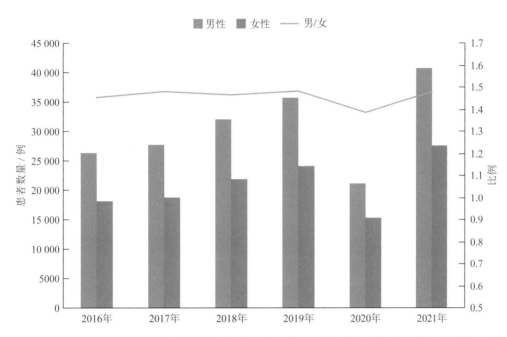

图 1-6-7　2016—2021 年 HQMS 数据库三级公立医院感染性脑炎患者的性别分布

2. 自身免疫性脑炎患者性别分布

2016—2021 年首次因自身免疫性脑炎住院的不同性别患者数量及性别比例变化情况见图 1-6-8，自身免疫性脑炎患者中男性多于女性，男性 / 女性波动于 1.10 左右。

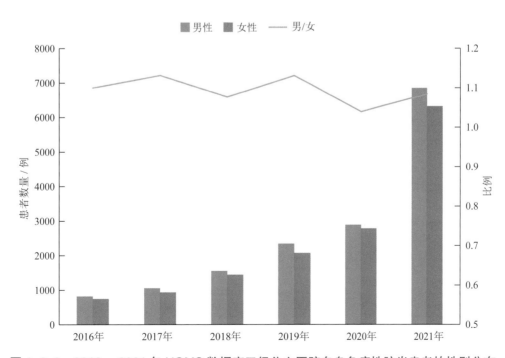

图 1-6-8　2016—2021 年 HQMS 数据库三级公立医院自身免疫性脑炎患者的性别分布

3. 不明原因脑炎患者性别分布

2016—2021 年首次因不明原因脑炎住院的不同性别患者数量及性别比例变化情况见图 1-6-9。不明原因脑炎患者中男性多于女性，男性 / 女性比例波动于 1.35 左右。

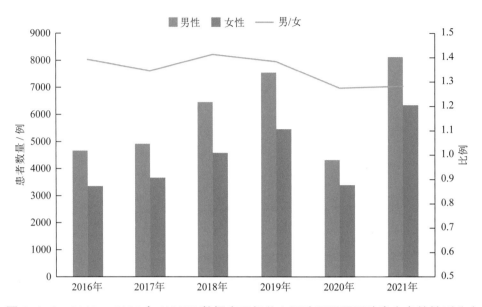

图 1-6-9 2016—2021 年 HQMS 数据库三级公立医院不明原因脑炎患者的性别分布

（四）2016—2021 年医院质量监测系统数据库脑炎患者住院总费用情况

2016—2019 年，感染性脑炎患者人均住院总费用变化不大，波动于 12 000 元左右。2020 年人均住院总费用为 18 000 元左右，较前明显增加，2021 年又降低至 15 000 元左右。2016—2020 年，自身免疫性脑炎患者人均住院总费用变化不大，波动于 35 000 元左右，2021 年减少至 31 000 元左右。2016—2019年，不明原因脑炎患者人均住院总费用变化不大，波动于 14 000 元左右。2020 年人均住院总费用较前明显增加，为 19 000 元左右，2021 年降低至 17 000 元左右（图 1-6-10）。

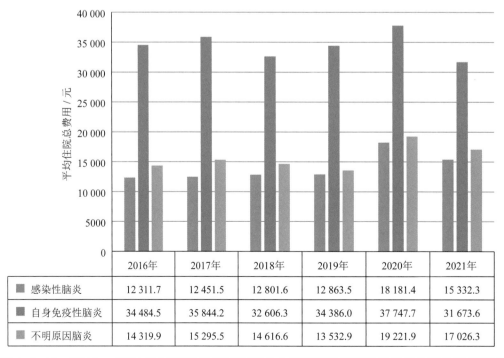

	2016年	2017年	2018年	2019年	2020年	2021年
感染性脑炎	12 311.7	12 451.5	12 801.6	12 863.5	18 181.4	15 332.3
自身免疫性脑炎	34 484.5	35 844.2	32 606.3	34 386.0	37 747.7	31 673.6
不明原因脑炎	14 319.9	15 295.3	14 616.6	13 532.9	19 221.9	17 026.3

图 1-6-10 2016—2021 年 HQMS 数据库三级公立医院不同类型脑炎患者住院总费用情况

三、脑炎住院患者年龄分布、共患病及死亡情况分析

（一）2016—2021年医院质量监测系统数据库脑炎患者的年龄分布情况

2021年HQMS数据库三级公立医院感染性脑炎、自身免疫性脑炎和不明原因脑炎首次住院患者年龄分布见图1-6-11。感染性脑炎和自身免疫性脑炎的首次住院高峰年龄均为5～9岁，分别占当年全部病例的22.8%和11.4%；不明原因脑炎的首次住院高峰年龄为0～4岁，占当年全部病例的21.9%。

2016—2021年脑炎患者首次入院平均年龄的变化见图1-6-12。2021年感染性脑炎、自身免疫性脑炎和不明原因脑炎患者平均年龄分别由2020年的29.5岁、38.5岁和30.6岁下降至24.5岁、34.4岁和27.3岁，这可能与新型冠状病毒感染疫情政策逐步放开以后，患者到医院就诊更加及时以及三级医院诊治水平和能力的提高有关。

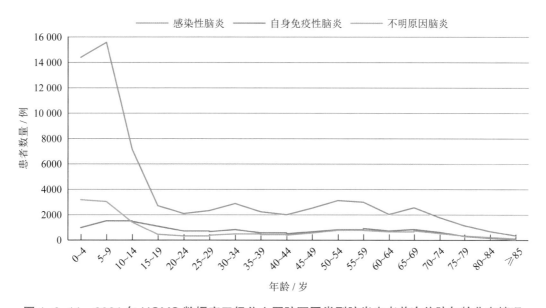

图1-6-11　2021年HQMS数据库三级公立医院不同类型脑炎患者首次住院年龄分布情况

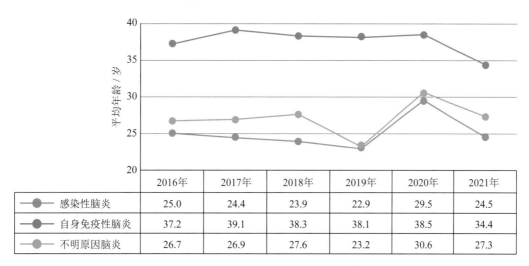

	2016年	2017年	2018年	2019年	2020年	2021年
感染性脑炎	25.0	24.4	23.9	22.9	29.5	24.5
自身免疫性脑炎	37.2	39.1	38.3	38.1	38.5	34.4
不明原因脑炎	26.7	26.9	27.6	23.2	30.6	27.3

图1-6-12　2016—2021年HQMS数据库三级公立医院不同类型脑炎患者平均年龄变化情况

（二）2016—2021年医院质量监测系统数据库脑炎患者死亡情况和死亡患者共患病情况

2016—2021年HQMS数据库三级公立医院脑炎住院患者死亡率变化见图1-6-13。2021年感染性脑炎、自身免疫性脑炎和不明原因脑炎死亡率较2020年均有所下降。死亡率的下降可能与大众对疾病认识的提高、疫情后到院就诊人数尤其是年轻的轻症患者人数增多有关。2021年脑炎住院死亡患者的年龄构成见图1-6-14。感染性脑炎、自身免疫性脑炎和不明原因脑炎的死亡高峰年龄分别为65～69岁（10.2%）、70～74岁（15.7%）和0～4岁（23.0%）。

2016—2021年脑炎住院死亡患者共患病情况见图1-6-15～图1-6-17。感染性脑炎和不明原因脑炎死亡患者排名前4位的共患病为代谢紊乱、肺部感染、缺血缺氧性脑病和呼吸衰竭。自身免疫性脑炎住院死亡患者排名前4位的共患病为代谢紊乱、感染性脑炎、肺部感染和缺血缺氧性脑病，其中感染性脑炎排名第2位。考虑是因为感染性脑炎与自身免疫性脑炎关系密切，部分自身免疫性脑炎可能由感染触发，但由于目前认识或检测手段的限制，尚不能明确其病原体。

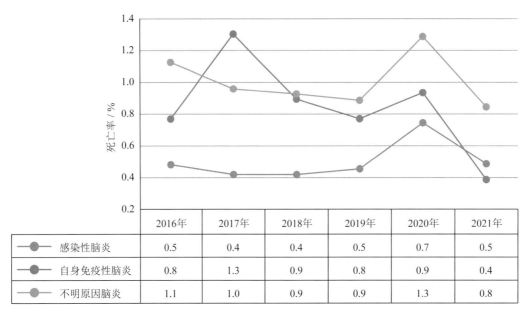

	2016年	2017年	2018年	2019年	2020年	2021年
感染性脑炎	0.5	0.4	0.4	0.5	0.7	0.5
自身免疫性脑炎	0.8	1.3	0.9	0.8	0.9	0.4
不明原因脑炎	1.1	1.0	0.9	0.9	1.3	0.8

图1-6-13　2016—2021年HQMS数据库三级公立医院不同类型脑炎患者住院死亡率情况

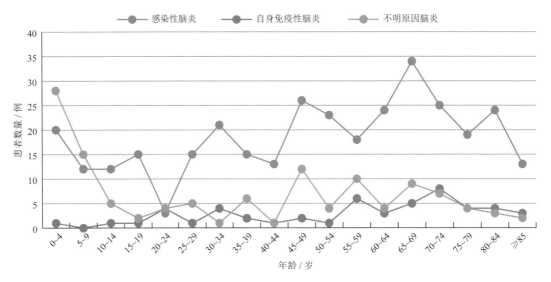

图1-6-14　2021年HQMS数据库三级公立医院不同类型脑炎住院死亡患者的年龄分布

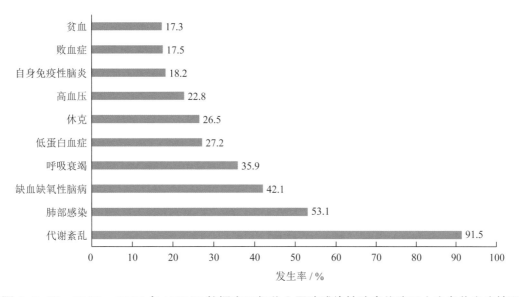

图 1-6-15 2016—2021 年 HQMS 数据库三级公立医院感染性脑炎住院死亡患者共患病情况

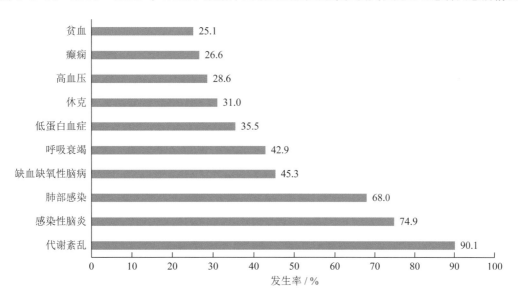

图 1-6-16 2016—2021 年 HQMS 数据库三级公立医院自身免疫性脑炎住院死亡患者共患病情况

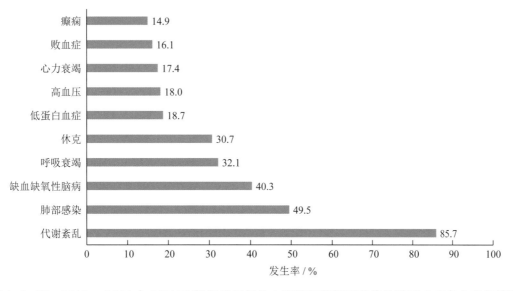

图 1-6-17 2016—2021 年 HQMS 数据库三级公立医院不明原因脑炎住院死亡患者共患病情况

第二节   隐球菌脑膜炎医疗质量数据分析

一、隐球菌脑膜炎医疗质量安全情况分析

本节通过国家HQMS数据库登记的全国（不含港、澳、台地区）31个省级行政区共1044家三级医院的病案首页信息，提取每年新发隐球菌脑膜炎患者的资料，汇总分析隐球菌脑膜炎的诊疗现状，为规范隐球菌脑膜炎的诊治提供依据。

本次分析先统计了2016—2021年隐球菌脑膜炎住院患者的基本情况，之后分析了患者的年龄分布、共患病和死亡等情况，为临床关心的问题提供全国性的数据支持。

二、隐球菌脑膜炎住院患者一般情况分析

（一）2016—2021年医院质量监测系统数据库隐球菌脑膜炎住院患者数量及变化情况

HQMS数据库中三级公立医院2016—2021年隐球菌脑膜炎住院患者共25 371例，2016—2019年隐球菌脑膜炎住院患者数量逐年增加，为3648~4787例，2020年下降至4327例，2021年再次上升至4777例（图1-6-18）。

2016—2021年，隐球菌脑膜炎住院患者以广东省、上海市、浙江省、四川省、广西壮族自治区较多，可能与这些地区位于中国南方气候较湿润，参与质量控制的医院数量较多及诊治水平较高，以及人口数量较多等因素有关。2016—2019年多数省级行政区隐球菌脑膜炎住院患者数量呈上升趋势，这种趋势可能与就医条件改善，以及各地三级医院诊治水平提高有关（图1-6-19）。但2020—2021年多数省级行政区隐球菌脑膜炎住院患者数量较2019年明显下降，考虑与新型冠状病毒感染疫情期间人口流动限制，导致部分患者未就医有关。

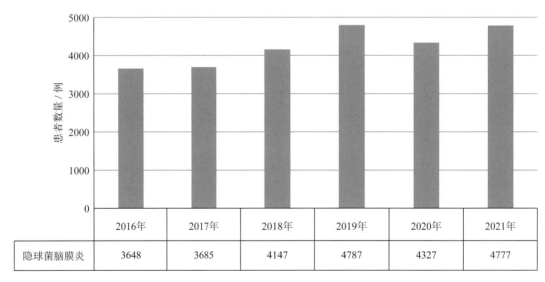

	2016年	2017年	2018年	2019年	2020年	2021年
隐球菌脑膜炎	3648	3685	4147	4787	4327	4777

图1-6-18   2016—2021年HQMS数据库三级公立医院隐球菌脑膜炎住院患者数量

■ 2016年 ■ 2017年 ■ 2018年 ■ 2019年 ■ 2020年 ■ 2021年

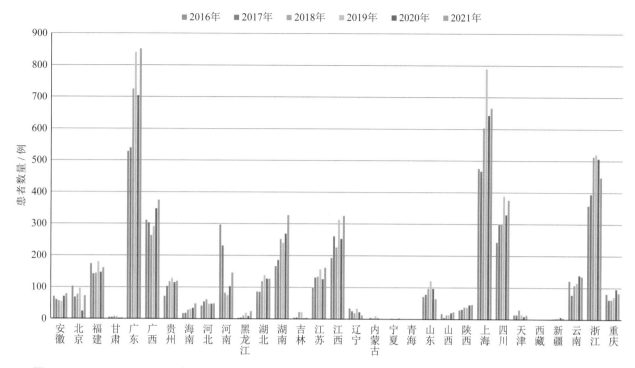

图 1-6-19　2016—2021 年 HQMS 数据库各省级行政区三级公立医院隐球菌脑膜炎住院患者数量变化

（二）**2016—2021 年医院质量监测系统数据库隐球菌脑膜炎患者平均住院时长变化情况**

2016—2021 年 HQMS 数据库三级公立医院隐球菌脑膜炎患者的平均住院时长变化不大，波动于 15 d 左右，2020 年略增长至 16.9 d（图 1-6-20）。

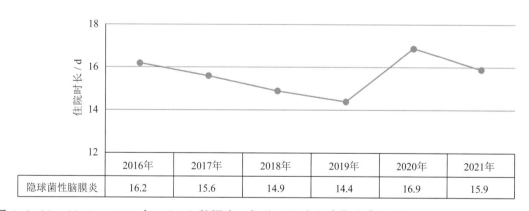

	2016年	2017年	2018年	2019年	2020年	2021年
隐球菌性脑膜炎	16.2	15.6	14.9	14.4	16.9	15.9

图 1-6-20　2016—2021 年 HQMS 数据库三级公立医院隐球菌脑膜炎患者平均住院时长变化情况

（三）**2016—2021 年医院质量监测系统数据库隐球菌脑膜炎患者性别分布情况**

图 1-6-21 显示了 2016—2021 年 HQMS 数据库三级公立医院首次因隐球菌脑膜炎住院的不同性别患者数量及性别比例变化情况。隐球菌脑膜炎男性患者多于女性，男性 / 女性波动于 1.93 左右。

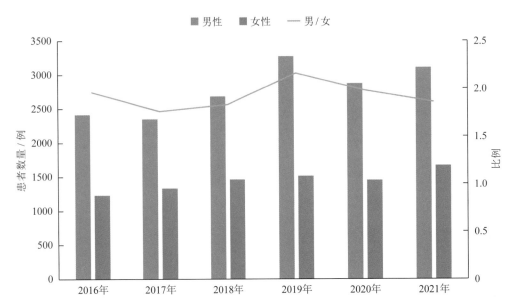

图 1-6-21 2016—2021 年 HQMS 数据库三级公立医院隐球菌脑膜炎患者的性别分布

（四）2016—2021 年医院质量监测系统数据库隐球菌脑膜炎患者住院总费用情况

2016—2019 年 HQMS 数据库三级公立医院隐球菌脑膜炎患者人均住院总费用变化不大，在 25 500 元左右。2020 年及 2021 年人均住院总费用均较 2019 年增加，分别为 30 693.6 元和 29 926.2 元（图 1-6-22）。

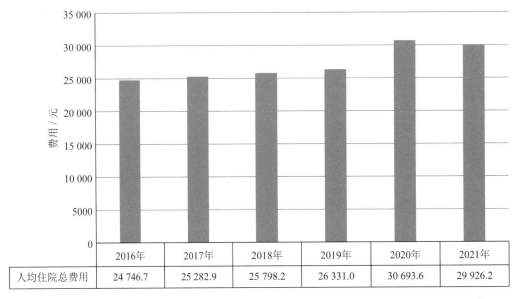

	2016年	2017年	2018年	2019年	2020年	2021年
人均住院总费用	24 746.7	25 282.9	25 798.2	26 331.0	30 693.6	29 926.2

图 1-6-22 2016—2021 年 HQMS 数据库三级公立医院隐球菌脑膜炎患者住院总费用

三、隐球菌脑膜炎住院患者年龄分布、共患病及死亡情况分析

（一）隐球菌脑膜炎患者的年龄分布情况

2016—2021 年 HQMS 数据库三级公立医院隐球菌脑膜炎首次住院患者的年龄分布见图 1-6-23。隐球菌脑膜炎患者的首次住院高峰年龄为 50～54 岁，占全部病例的 12.2%。2016—2021 年 HQMS 数据库中隐球菌脑膜炎住院患者平均年龄的变化见图 1-6-24，从 2016 年到 2021 年，隐球菌脑膜炎住院患者平均年龄逐年增高，由 44.9 岁增加至 49.3 岁，这可能与人口老龄化有关。

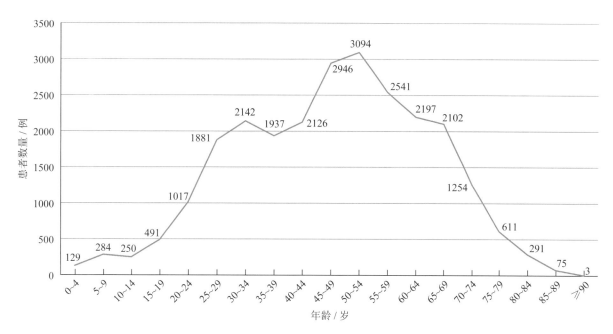

图 1-6-23　2016—2021 年 HQMS 数据库三级公立医院隐球菌脑膜炎患者首次住院年龄分布情况

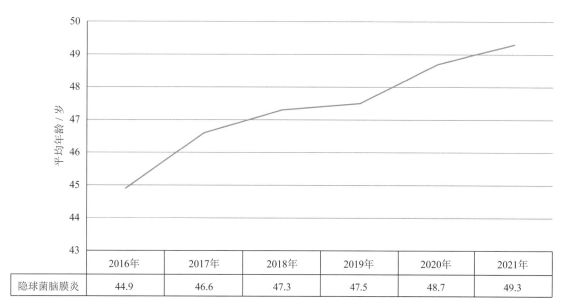

	2016年	2017年	2018年	2019年	2020年	2021年
隐球菌脑膜炎	44.9	46.6	47.3	47.5	48.7	49.3

图 1-6-24　2016—2021 年 HQMS 数据库三级公立医院隐球菌脑膜炎患者平均年龄的变化

（二）隐球菌脑膜炎住院患者死亡率、死亡患者的年龄分布及共患病情况

2016—2021 年 HQMS 数据库三级公立医院隐球菌脑膜炎住院患者的死亡率变化见图 1-6-25。2017 年
（1.3%）及 2018 年（1.3%）隐球菌脑膜炎患者的住院死亡率较 2016 年（1.7%）明显下降，2019 年及
2020 年隐球菌脑膜炎的住院死亡率上升至 1.7% 和 1.8%，2021 年再次下降至 1.5%。2019 年和 2020 年隐
球菌脑膜炎死亡率较前明显上升可能与新型冠状病毒感染疫情防控以及患者平均年龄增加有关。

2016—2021 年隐球菌脑膜炎住院死亡患者的年龄构成见图 1-6-26。隐球菌脑膜炎住院死亡的两个高
峰年龄段分别为 30～34 岁（占比 11.6%）和 50～54 岁（占比 11.3%）。

2016—2021 年隐球菌脑膜炎住院死亡患者共患病情况见图 1-6-27，排名前 4 位的共患病为代谢紊乱、
缺血缺氧性脑病、肺部感染和呼吸衰竭。

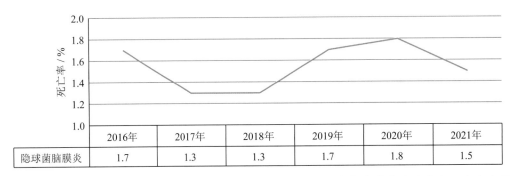

	2016年	2017年	2018年	2019年	2020年	2021年
隐球菌脑膜炎	1.7	1.3	1.3	1.7	1.8	1.5

图 1-6-25　2016—2021 年 HQMS 数据库三级公立医院隐球菌脑膜炎住院患者死亡率变化

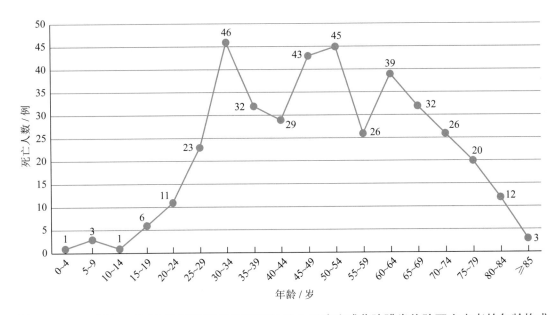

图 1-6-26　2016—2021 年 HQMS 数据库三级公立医院隐球菌脑膜炎住院死亡患者的年龄构成

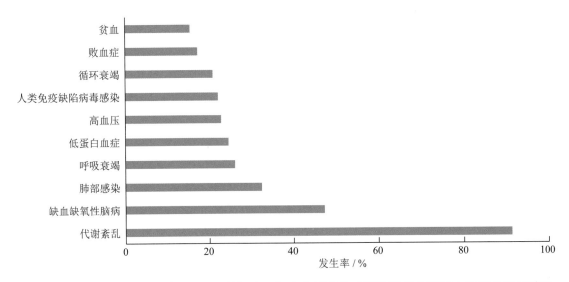

图 1-6-27　2016—2021 年 HQMS 数据库三级公立医院隐球菌脑膜炎住院死亡患者共患病情况

（王佳伟，张星虎，彭玉晶，魏玉桢，陈万金，姚香平）

第二部分

神经外科专业医疗质量数据分析

第一章

颅脑肿瘤医疗质量数据分析

颅脑肿瘤严重威胁我国人民群众身心健康，具有高致残率、高复发率和高死亡率等特点。2017年颅脑肿瘤跃升为肿瘤死亡原因第8位。既往神经外科疾病医疗质量控制分散在不同专业的质量控制工作中，未建立整体的质量控制体系。以神经外科疾病为中心，涉及疾病医疗服务多节点、多环节、多学科的国家神经外科医疗质量控制体系亟待建立。2018年，随着国家神经系统疾病医疗质量控制中心的成立，神经外科专业质量控制进入正规、高速的发展阶段。

2021年，尽管仍受到新型冠状病毒感染疫情的冲击，神经外科仍按照国家神经系统疾病医疗质量控制中心的要求，在严格遵守防疫制度的前提下，尽可能缩短患者的平均术前等待时间，提高医疗服务质量。总体来说，神经外科工作各指标在2021年均保持较高水准，并有一定的进步。

第一节　胶质瘤医疗质量数据分析

一、总体情况

针对胶质瘤单病种，根据国家卫生健康委员会发布的单病种质量控制指标内容，统计了2021年HQMS数据库中全国各省级行政区（不含港、澳、台地区）共计316所二级医院，1131所三级医院收治的胶质瘤患者59 518例，以及完成的胶质瘤切除手术35 266台。表2-1-1总结了2021年HQMS数据库中各省级行政区的胶质瘤诊疗数据。患者数量排名前5位的省级行政区分别为广东省（5743例）、上海市（4902例）、河南省（4753例）、山东省（4376例）和北京市（4281例）。以常住人口标准化后，相对诊疗数量（以北京相对诊疗数量为1）排名前5位的省级行政区分别为北京市（1）、上海市（1.00）、天津市（0.32）、河南省（0.25）和湖北省（0.24）。手术数量排名前5位的省级行政区分别为北京市（3960台）、上海市（3851台）、广东省（3191台）、河南省（2292台）和山东省（2286台）。胶质瘤手术率前5位省级行政区为北京市（92.5%）、西藏自治区（81.8%）、上海市（78.6%）、天津市（71.3%）和宁夏回族自治区（67.4%）。

2020年，全国二、三级医院收治的胶质瘤患者数量为57 953例，较2019年增加了348%，这种大幅提升难以用发病率上升来解释，应与各级医院自2020年起严格按照颅脑肿瘤ICD编码进行病案首页的准确填报有关。2021年全国收治胶质瘤患者数量相比2020年仅有轻度增加（2.7%），这种小幅度的波动提示各级医院颅脑肿瘤专业医师已熟练掌握病案首页ICD诊断的填报规则，准确率基本稳定，并不一定代表胶质瘤发病率上升。相比之下，2021年完成的胶质瘤切除手术数量相比2020年（30 647台）显著增加（15.1%），提示住院胶质瘤患者的手术治疗率得到了提升。

表 2-1-1　2021 年 HQMS 数据库各省级行政区收治的胶质瘤患者数量

省级行政区	患者数量 / 例	手术数量 / 台	总人口数 / 万人	相对诊疗数量	相对诊疗数量排名	手术率 / %	手术率排名
安徽	1803	835	6113	0.15	22	0.46	27
北京	4281	3960	2189	1	2	0.93	1
福建	1337	858	4187	0.16	18	0.64	6
甘肃	791	358	2490	0.16	19	0.45	28
广东	5743	3191	12 684	0.23	7	0.56	16
广西	1708	1023	5037	0.17	16	0.60	13
贵州	910	560	3582	0.13	24	0.62	10
海南	210	125	1020	0.11	27	0.60	14
河北	1842	991	7488	0.13	25	0.54	18
河南	4753	2292	9883	0.25	4	0.48	25
黑龙江	949	564	3125	0.16	20	0.59	15
湖北	2696	1642	5830	0.24	5	0.61	11
湖南	2646	1672	6622	0.20	12	0.63	7
吉林	1050	659	2375	0.23	8	0.63	9
江苏	2752	1735	8505	0.17	17	0.63	8
江西	1704	691	4517	0.19	13	0.41	31
辽宁	1483	900	4229	0.18	15	0.61	12
内蒙古	403	178	2400	0.09	29	0.44	29
宁夏	141	95	725	0.10	28	0.67	5
青海	82	36	594	0.07	30	0.44	30
山东	4376	2286	10 170	0.22	9	0.52	20
山西	1041	565	3480	0.15	21	0.54	17
陕西	940	445	3954	0.12	26	0.47	26
上海	4902	3851	2489	1.00	1	0.79	3
四川	3460	1719	8372	0.21	10	0.50	22
天津	866	618	1373	0.32	3	0.71	4
西藏	11	9	336	0.02	31	0.82	2
新疆	1056	514	2589	0.21	11	0.49	24
云南	1745	855	4690	0.19	14	0.49	23
浙江	2977	1590	6540	0.23	6	0.53	19
重庆	860	449	3212	0.14	23	0.52	21

注：各省级行政区人口数据来自《2022 年中国统计年鉴》报告中 2021 年末人口数；相对诊疗数量为收治患者数量 / 人口总数，再以北京为 1 计算。

二、胶质瘤手术患者人口学特征

根据 HQMS 数据库，2021 年胶质瘤手术患者人口学特征如下：手术患者数量为 53 226 例，平均年龄为 46.0 岁，其中男性占 56.4%，女性占 43.6%，男性患者数量多于女性患者。胶质瘤发病年龄呈"双峰"分布，发病高峰为 5～14 岁和 50～59 岁（图 2-1-1）。对各省级行政区的数据分析显示，不同地区胶质瘤患者的平均发病年龄均在46岁左右（图2-1-2），性别分布大致相同，多数地区男性患者多于女性患者（图2-1-3）。总体来看，近5年来（2017—2021年）全国胶质瘤手术患者的平均年龄逐年上升，性别比例相对稳定（表2-1-2）。

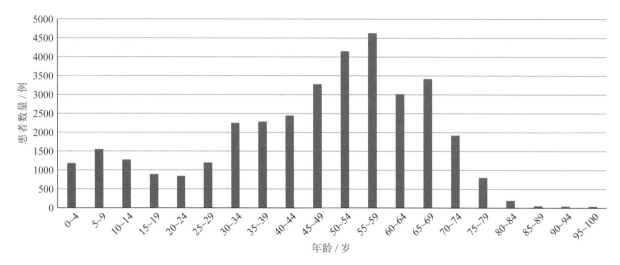

图 2-1-1　2021 年 HQMS 数据库胶质瘤手术患者年龄分布

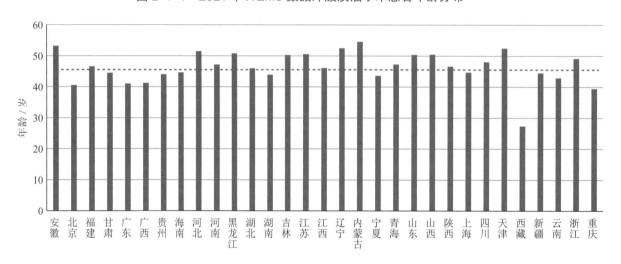

虚线提示各省级行政区胶质瘤手术患者平均年龄在46岁左右。

图 2-1-2　2021 年 HQMS 数据库各省级行政区胶质瘤手术患者平均年龄

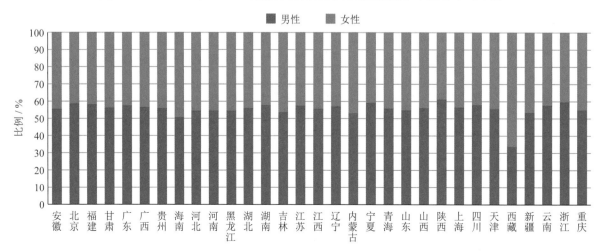

图 2-1-3　2021 年 HQMS 数据库各省级行政区胶质瘤手术患者性别分布

表 2-1-2　2017—2021 年 HQMS 数据库胶质瘤手术患者人口学特征

年份	平均年龄 / 岁	男性 / 例（%）	女性 / 例（%）
2017 年	40.5	2850（57.8）	2077（42.2）
2018 年	42.0	3403（59.6）	2308（40.4）
2019 年	42.2	3008（58.6）	2127（41.4）
2020 年	45.3	17 416（56.8）	13 231（43.2）
2021 年	46.0	19 889（56.4）	15 377（43.6）
合计	43.2	46 566（57.8）	35 120（42.2）

三、胶质瘤手术患者疗效总体评价

根据 HQMS 数据，2021 年全国胶质瘤手术患者死亡率总体较低，为 0.7%，相比 2020 年下降了 0.1 个百分点，2019 年该数据为 1.8%（图 2-1-4）。这一指标的变化趋势提示，自 2019 年国家神经系统疾病医疗质量控制中心神经外科亚专业开展颅脑肿瘤专项质量控制工作后，胶质瘤手术患者的死亡率大幅降低并维持在较低水平，反映了脑肿瘤专项质量控制工作成效卓著，我国胶质瘤诊疗水平整体提高。

表 2-1-3 总结了 2021 年 HQMS 数据库各省级行政区胶质瘤手术患者的死亡率。总体来看，甘肃省（1.7%）、广西壮族自治区（1.6%）、安徽省（1.4%）和贵州省（1.4%）等地区的胶质瘤手术患者死亡率在全国范围内仍相对较高，提示上述地区在后续的胶质瘤专项质量控制工作中需要被重点关注。此外，在西藏自治区、青海省、宁夏回族自治区、海南省、内蒙古自治区等地区，尽管手术患者的死亡率并不突出，但手术患者的基数明显偏少，提示上述地区的医疗资源和医疗水平在全国相对落后，同样应该被列为后续胶质瘤专项质量控制工作重点关注的对象。

2021 年，全国绝大多数接受手术治疗的胶质瘤患者出院结局为医嘱离院，平均医嘱离院率为 91.9%（图 2-1-5），比 2020 年增长 0.1 个百分点。各省级行政区胶质瘤手术患者医嘱离院率见图 2-1-6，除河北省、西藏自治区、四川省外，其余省级行政区手术患者的医嘱离院率均保持在 80% 以上，有 17 个省级行政区达到了 90% 以上。

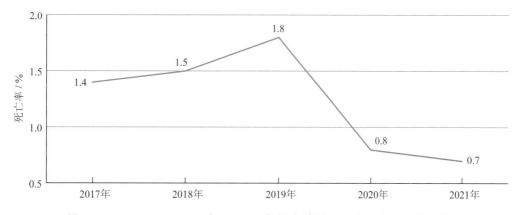

图 2-1-4　2017—2021 年 HQMS 数据库胶质瘤手术患者死亡率变化

表 2-1-3 2021 年 HQMS 数据库各省级行政区胶质瘤手术患者死亡率

省级行政区	患者数量 / 例	死亡人数 / 例	死亡率 /%
安徽	835	12	1.4
北京	3960	13	0.3
福建	858	4	0.5
甘肃	358	6	1.7
广东	3191	36	1.1
广西	1023	16	1.6
贵州	560	8	1.4
海南	125	—	—
河北	991	9	0.9
河南	2292	7	0.3
黑龙江	564	6	1.1
湖北	1642	13	0.8
湖南	1672	6	0.4
吉林	659	3	0.5
江苏	1735	7	0.4
江西	691	8	1.2
辽宁	900	11	1.2
内蒙古	178	2	1.1
宁夏	95	1	1.1
青海	36	—	—
山东	2286	14	0.6
山西	565	4	0.7
陕西	445	4	0.9
上海	3851	19	0.5
四川	1719	21	1.2
天津	618	5	0.8
西藏	9	—	—
新疆	514	4	0.8
云南	855	11	1.3
浙江	1590	8	0.5
重庆	449	3	0.7

注：—为数据缺失。

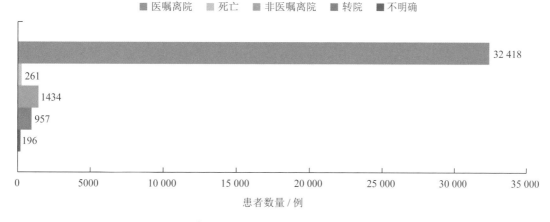

图 2-1-5 2021 年 HQMS 数据库胶质瘤手术患者出院结局分布

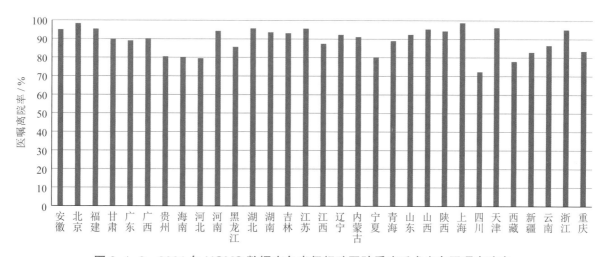

图 2-1-6 2021 年 HQMS 数据库各省级行政区胶质瘤手术患者医嘱离院率

四、胶质瘤手术患者医疗过程分析

根据 HQMS 数据库，2021 年全国住院手术的胶质瘤患者医疗过程情况如下：平均住院时长为 21.8 d，相比 2020 年（23.3 d）缩短了 1.4 d（图 2-1-7）；平均术前等待时间为 6.7 d，相比 2020 年（5.8 d）延长了 0.9 d（图 2-1-8）；胶质瘤二次手术率为 6.2%，相比 2020 年（6.0%）下降了 0.2 个百分点（图 2-1-9）；平均输血率为 31.9%，比 2020 年下降 1.2 个百分点（图 2-1-10）。除平均术前等待时间外，上述其他指标自 2019 年起均出现显著改善，体现了颅脑肿瘤专项质量控制工作的成果。

各省级行政区胶质瘤手术患者的平均住院时长相差仍比较大（16.9~38.1 d），以西藏自治区（38.1 d）、内蒙古自治区（34.0 d）及海南省（29.4 d）等地区的住院时长较长，而上海市（18.5 d）、吉林省（18.4 d）及北京市（16.9 d）的较短（图 2-1-11）；平均术前等待时间除北京市（15.1 d）及西藏自治区（10.1 d）外，其他省级行政区差别不大，吉林省（4.0 d）、黑龙江省（4.7 d）及山东省（4.9 d）的平均术前等待时间较短（图 2-1-12）；胶质瘤手术患者二次手术率较高的地区为西藏自治区（33.3%）、广西壮族自治区（14.9%）及江西省（14.2%），较低的地区为天津市（1.6%）、北京市（2.3%）及上海市（2.4%）（图 2-1-13）；手术输血率各地区差别较大，其中西藏自治区（88.9%）、天津市（65.0%）、贵州省（55.9%）及河南省（53.8%）的较高，而浙江省（14.7%）、北京市（16.3%）及福建省（17.6%）的较低（图 2-1-14）。上述数据提示，尽管我国胶质瘤的整体手术诊疗水平不断上升，但各省级行政区间仍存在一定差异。

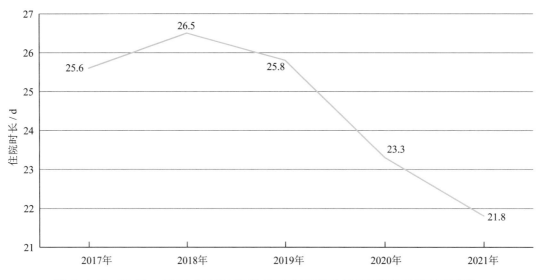

图 2-1-7　2017—2021 年 HQMS 数据库胶质瘤手术患者平均住院时长变化

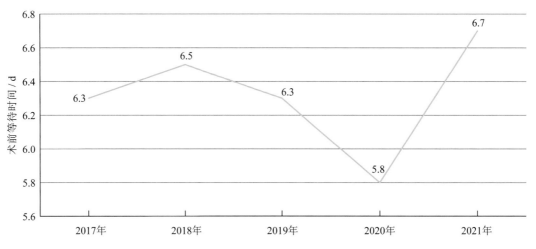

图 2-1-8　2017—2021 年 HQMS 数据库胶质瘤手术患者平均术前等待时间变化

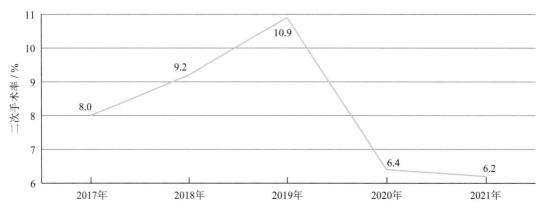

图 2-1-9　2017—2021 年 HQMS 数据库胶质瘤手术患者二次手术率变化

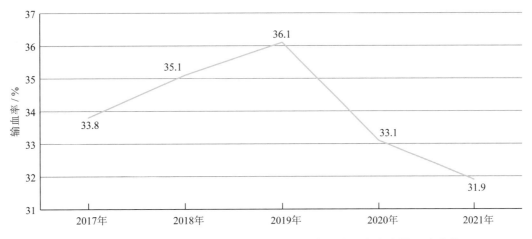

图 2-1-10　2017—2021 年 HQMS 数据库胶质瘤手术患者输血率变化

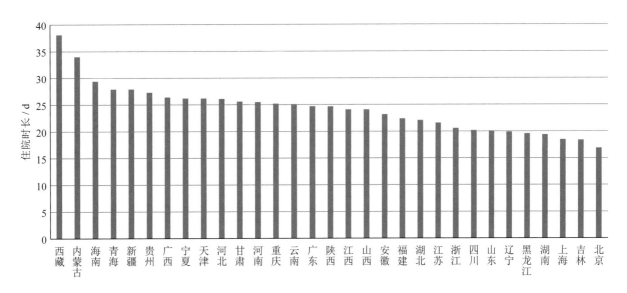

图 2-1-11　2021 年 HQMS 数据库各省级行政区胶质瘤手术患者平均住院时长

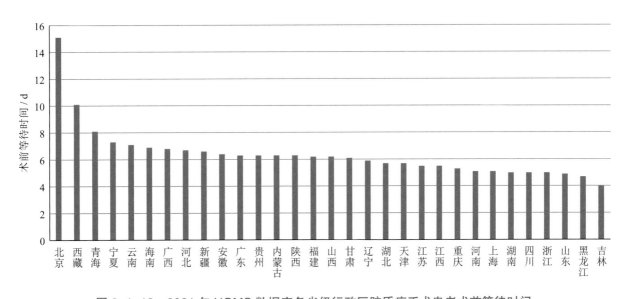

图 2-1-12　2021 年 HQMS 数据库各省级行政区胶质瘤手术患者术前等待时间

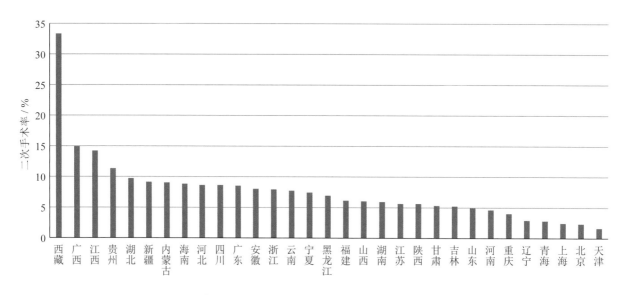

图 2-1-13 2021 年 HQMS 数据库各省级行政区胶质瘤手术患者二次手术率

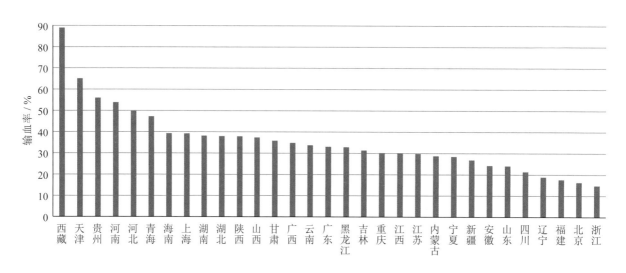

图 2-1-14 2021 年 HQMS 数据库各省级行政区胶质瘤手术患者输血率

五、胶质瘤手术患者住院期间感染发生率及抗菌药物使用情况

HQMS 数据库 2021 年全国胶质瘤手术患者术后平均感染率为 14.4%，比 2020 年（13.9%）有小幅上升，但相比 2019 年（25.2%）仍有明显下降（图 2-1-15）。总体来看，2021 年全国胶质瘤手术患者感染率相比 2020 年仅有小幅波动，两者均较 2019 年有较大改善，因此并不一定代表 2021 年的医疗质量水平较 2020 年有所下降。表 2-1-4 总结了各省级行政区胶质瘤手术患者的术后感染率，其中海南省术后感染率相对较高（>40%）。相比 2019 年，2021 年胶质瘤术后感染率>40% 的省级行政区减少了 2 个，北京市、吉林省、黑龙江省、辽宁省及上海市术后感染率相对较低。

2021 年，全国胶质瘤手术患者抗菌药物平均费用为 2801.4 元，比 2020 年（2947.1 元）有小幅下降（4.94%），也是自 2019 年后胶质瘤手术患者术后抗菌药物费用连续下降的第 3 年（图 2-1-16）。具体到各省级行政区，抗菌药物费用仍存在较大差异，其中吉林省胶质瘤手术患者术后抗菌药物平均费用为 8304.5 元，与其他地区差距较大，需要在后续的质量控制工作中重点关注。此外，部分省级行政区的抗菌药物使用情况与该地区的术后感染率趋势不一致（图 2-1-17）。

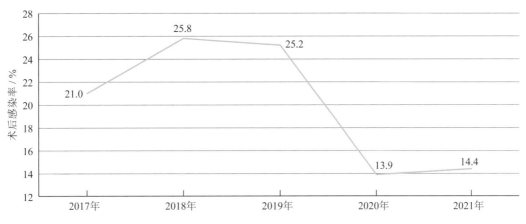

图 2-1-15 2017—2021 年 HQMS 数据库胶质瘤手术患者术后平均感染率变化

表 2-1-4 2021 年 HQMS 数据库各省级行政区胶质瘤手术患者术后平均感染率 （单位：%）

省级行政区	感染率	省级行政区	感染率
安徽	23.0	辽宁	4.6
北京	7.5	内蒙古	22.5
福建	27.5	宁夏	36.8
甘肃	20.4	青海	30.6
广东	13.7	山东	8.2
广西	26.0	山西	18.1
贵州	16.8	陕西	21.3
海南	45.6	上海	3.8
河北	19.4	四川	28.6
河南	10.4	天津	9.5
黑龙江	5.5	西藏	22.2
湖北	18.3	新疆	32.7
湖南	9.5	云南	37.9
吉林	5.6	浙江	15.3
江苏	9.0	重庆	32.5
江西	29.4		

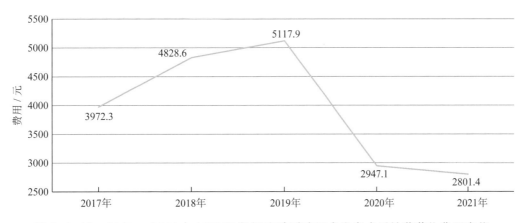

图 2-1-16 2017—2021 年 HQMS 数据库胶质瘤手术患者术后抗菌药物费用变化

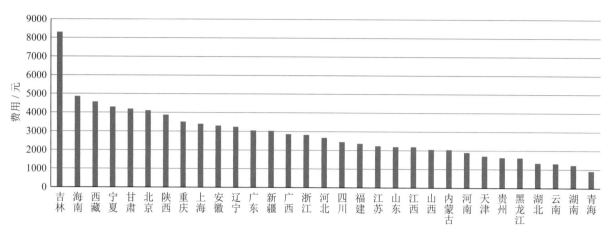

图 2-1-17　2021 年 HQMS 数据库各省级行政区胶质瘤手术患者术后抗菌药物费用情况

六、胶质瘤手术患者卫生经济学分析

HQMS 数据库 2021 年全国胶质瘤手术患者人均住院总费用为 85 947.2 元，人均自付费用为 31 055.0 元。2021 年人均住院总费用相比 2020 年（85 089.6 元）变化不大（增加 1.01%）（图 2-1-18），但相比 2019 年（92 983.9 元）明显下降；人均自付费用相比 2020 年（33 014.9 元）有一定幅度的下降（5.94%）（图 2-1-19）。上述数据提示，自 2020 年起，胶质瘤单病种医药费控制已相对稳定，而 2021 年患者的自付比例获得了进一步下降，综合来看，患者负担明显减轻。在住院费用支付方式方面，以城镇职工基本医疗保险、城镇居民基本医疗保险和新型农村合作医疗保险这 3 类支付形式为主。

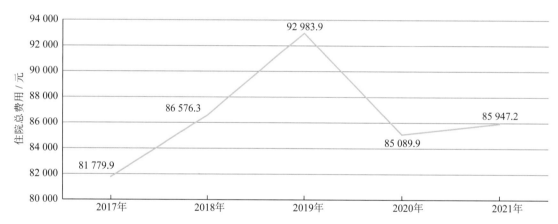

图 2-1-18　2017—2021 年 HQMS 数据库胶质瘤手术患者人均住院总费用变化

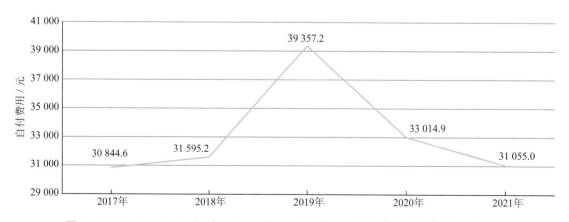

图 2-1-19　2017—2021 年 HQMS 数据库胶质瘤手术患者人均自付费用变化

七、胶质瘤手术患者一次性医疗材料使用情况

2021 年 HQMS 数据库胶质瘤手术患者一次性医疗材料主要用于手术（18 270.3 元）、治疗（5719.1 元）和检查（798.1 元）这 3 方面。相比 2020 年（手术 17 932.1 元、治疗 4965.1 元、检查 802.5 元），手术与治疗方面的耗材费用均有一定上升，可能与新型冠状病毒感染疫情后市场恢复，相关耗材价格上升有关。

对各省级行政区胶质瘤手术患者一次性医疗材料费用及比例的数据统计显示，大部分省级行政区的一次性医疗材料费用主要集中在手术方面，其次是治疗方面（图 2-1-20）；部分地区主要体现在检查或治疗方面，表明该地区的部分患者倾向于向上级医院进行转诊手术。

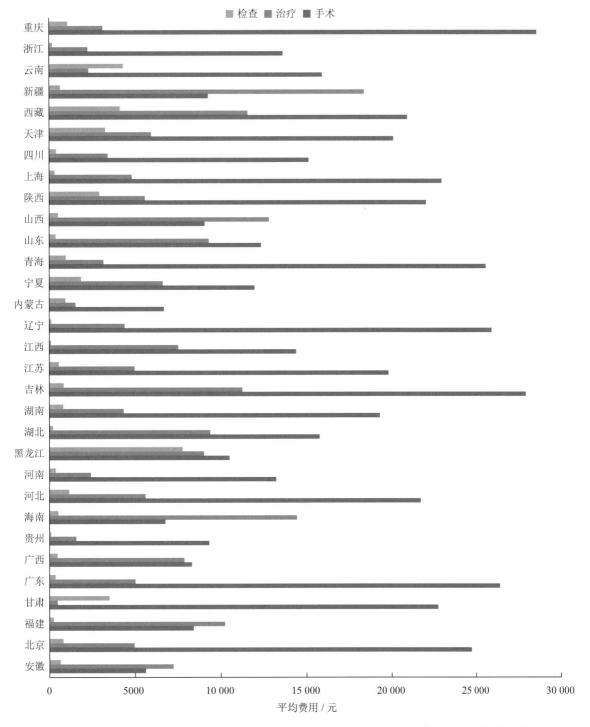

图 2-1-20 2021 年 HQMS 数据库各省级行政区胶质瘤手术患者一次性医疗材料费用情况

第二节　脑膜瘤医疗质量数据分析

一、总体情况

针对脑膜瘤单病种，根据国家卫生健康委员会发布的医疗质量控制指标，统计了2021年全国各省级行政区（不含港、澳、台地区）共计2535所二级医院、1733所三级医院收治的脑膜瘤患者97 516例，完成了脑膜瘤切除手术43 730台（表2-1-5）。统计2016—2021年HQMS数据库中各年度收治患者数量和手术数量，可见2021年收治的脑膜瘤患者数量较2020年增加13.0%，手术数量增加19.1%（图2-1-21，图2-1-22）。对于单病种诊疗数量的大幅提升，无法用发病率增加解释，应与2020年国家神经系统疾病医疗质量控制中心加强颅脑肿瘤ICD编码专项培训后，各医院对病案首页ICD诊断的填报准确率上升有关。2021年，收治脑膜瘤患者数量前5位的省级行政区为山东省（8576例）、广东省（8018例）、河南省（6923例）、四川省（5672例）和浙江省（5365例）。以常住人口标准化后，相对诊疗数量（以北京市相对诊疗数量为1）排名前5位的省级行政区分别为北京市（1）、上海市（0.91）、天津市（0.46）、山东省（0.42）和浙江省（0.40）。手术数量排名前5位的省级行政区为广东省（3711例）、北京市（3663例）、上海市（3313例）、山东省（3163例）和浙江省（2661例）。脑膜瘤手术率前5位省级行政区为北京市（82.5%）、上海市（72.0%）、吉林省（66.5%）、天津市（61.6%）和黑龙江省（52.7%）（表2-1-5）。

2020年全国各省级行政区脑膜瘤患者异地就诊情况见图2-1-23，其中上海市（2519例）是患者异地就诊数量最多的城市，其次为北京市（1712例），表明这两个地区成为了脑膜瘤患者外出求医的首选，接纳了大量外地患者（目前尚无2021年异地就诊相关数据）。

表2-1-5　2021年HQMS数据库各省级行政区收治的脑膜瘤患者数量

省级行政区	患者数量/例	手术数量/台	手术率/%	相对诊疗数量	相对诊疗数量排位
安徽	3399	1417	41.7	0.27	24
北京	4441	3663	82.5	1.00	1
福建	2626	1349	51.4	0.31	17
甘肃	1545	554	35.9	0.31	19
广东	8018	3711	46.3	0.31	15
广西	2676	1097	41.0	0.26	25
贵州	1843	622	33.7	0.24	30
海南	538	217	40.3	0.26	27
河北	4203	1244	29.6	0.28	23
河南	6923	2563	37.0	0.35	7
黑龙江	1967	1037	52.7	0.31	16
湖北	4548	2138	47.0	0.38	6
湖南	4613	2042	44.3	0.34	8
吉林	1513	1006	66.5	0.31	14
江苏	4938	2421	49.0	0.29	22
江西	2390	864	36.2	0.26	26
辽宁	2736	1360	49.7	0.32	12
内蒙古	1258	305	24.2	0.26	28
宁夏	505	209	41.4	0.34	9
青海	349	102	29.2	0.29	21
山东	8576	3163	36.9	0.42	4

续表

省级行政区	患者数量 / 例	手术数量 / 台	手术率 / %	相对诊疗数量	相对诊疗数量排位
山西	2147	807	37.6	0.30	20
陕西	2462	598	24.3	0.31	18
上海	4600	3313	72.0	0.91	2
四川	5672	2277	40.1	0.33	10
天津	1275	786	61.6	0.46	3
西藏	55	25	45.5	0.07	31
新疆	1680	568	33.8	0.32	11
云南	2992	1108	37.0	0.31	13
浙江	5365	2661	49.6	0.40	5
重庆	1663	503	30.2	0.26	29

注：各省级行政区人口数据来自《2022 年中国统计年鉴》报告中 2021 年末人口数；相对诊疗数量为收治患者数量 / 人口总数，再以北京为 1 计算。

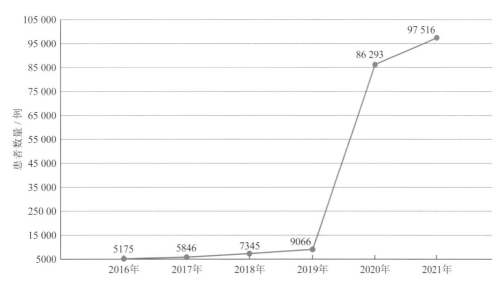

图 2-1-21　2016—2021 年 HQMS 数据库脑膜瘤收治患者数量变化

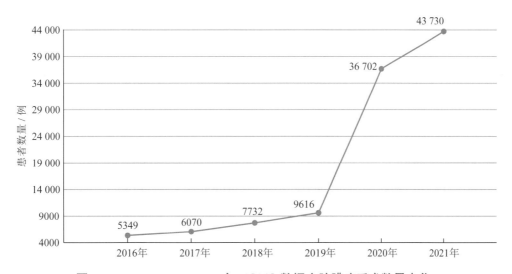

图 2-1-22　2016—2021 年 HQMS 数据库脑膜瘤手术数量变化

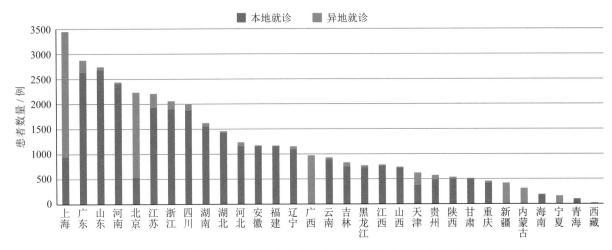

图 2-1-23　2020 年 HQMS 数据库各省级行政区脑膜瘤手术患者异地就诊情况

二、脑膜瘤手术患者人口学特征

2021 年 HQMS 数据库脑膜瘤手术患者人口学特征如下：患者总体平均年龄为 55.9 岁，发病年龄呈"单峰"分布，发病高峰年龄段为 55～59 岁（图 2-1-24）；除西藏自治区外（49.3 岁），其他省级行政区脑膜瘤患者平均发病年龄均在 52～59 岁之间（图 2-1-25）；男性患者占 26.5%，女性患者占 73.5%（表 2-1-6），各省级行政区男女患者比例大致相同，女性患者数量基本为男性患者数量的 2 倍以上（图 2-1-26）。

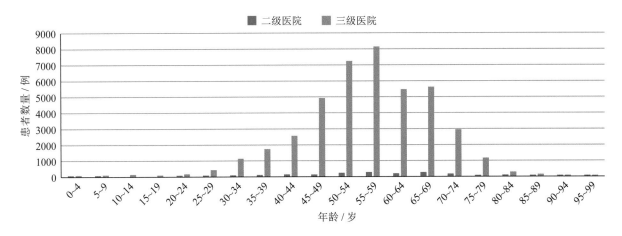

图 2-1-24　2021 年 HQMS 数据库脑膜瘤手术患者年龄分布

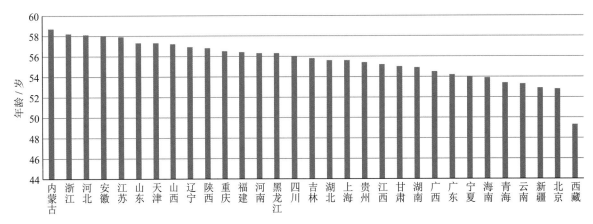

图 2-1-25　2021 年 HQMS 数据库各省级行政区脑膜瘤手术患者平均年龄

表 2-1-6 2016—2021 年 HQMS 数据库脑膜瘤手术患者人口学特征

年份	平均年龄 / 岁	男性 / 例（%）	女性 / 例（%）
2016 年	55.3	1665（32.2）	3510（67.8）
2017 年	56.0	1799（30.8）	4047（69.2）
2018 年	56.5	2297（31.3）	5048（68.7）
2019 年	56.9	2764（30.5）	6302（69.5）
2020 年	55.5	9993（27.2）	26 709（72.8）
2021 年	55.9	11 609（26.5）	32 121（73.5）

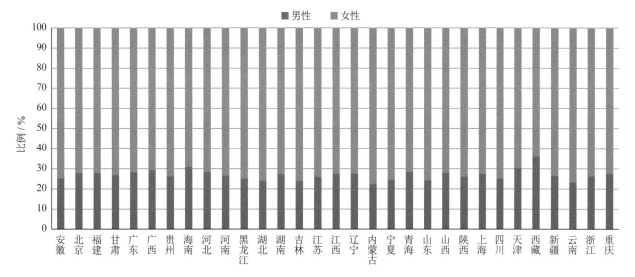

图 2-1-26 2021 年 HQMS 数据库各省级行政区脑膜瘤手术患者性别分布

三、脑膜瘤手术患者疗效总体评价

2021 年 HQMS 数据库各省级行政区脑膜瘤手术患者的死亡率均较低，全国平均死亡率为 0.3%，与 2020 年（0.3%）持平，低于 2019 年（0.9%）（图 2-1-27），提示 2019 年国家神经系统疾病医疗质量控制中心神经外科亚专业开展颅脑肿瘤专项质量控制后，脑膜瘤手术患者死亡率大幅度降低，反映了我国脑膜瘤整体治疗和质量控制水平的稳步提高。从表 2-1-7 来看，西藏自治区（4.0%）、新疆维吾尔自治区（1.4%）、辽宁省（1.0%）、海南省（0.9%）、黑龙江省（0.7%）等省级行政区的死亡率仍较高，提示应将这些地区作为后续脑膜瘤专项质量控制工作的重点。

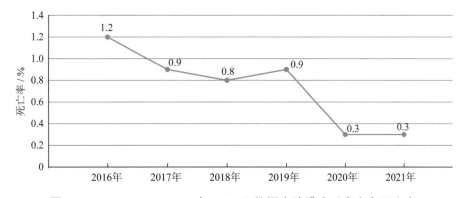

图 2-1-27 2016—2021 年 HQMS 数据库脑膜瘤手术患者死亡率

表 2-1-7　2021 年 HQMS 数据库各省级行政区脑膜瘤手术患者死亡率

省级行政区	患者数量 / 例	死亡人数 / 例	死亡率 / %	省级行政区	患者数量 / 例	死亡人数 / 例	死亡率 / %
安徽	1417	2	0.1	辽宁	1360	13	1.0
北京	3663	6	0.2	内蒙古	305	1	0.3
福建	1349	4	0.3	宁夏	209	—	—
甘肃	554	—	—	青海	102	—	—
广东	3711	15	0.4	山东	3163	8	0.3
广西	1097	4	0.4	山西	807	1	0.1
贵州	622	4	0.6	陕西	598	—	—
海南	217	2	0.9	上海	3313	10	0.3
河北	1244	3	0.2	四川	2277	9	0.4
河南	2563	6	0.2	天津	786	4	0.5
黑龙江	1037	7	0.7	西藏	25	1	4.0
湖北	2138	9	0.4	新疆	568	8	1.4
湖南	2042	2	0.1	云南	1108	5	0.5
吉林	1006	2	0.2	浙江	2661	5	0.2
江苏	2421	4	0.2	重庆	503	1	0.2
江西	864	2	0.2	全国	43 730	138	0.3

注：—为无数据。

2021 年 HQMS 数据库脑膜瘤手术患者平均医嘱离院率为 94.4%，除四川省（76.0%）外，其余省级行政区手术患者平均医嘱离院率均在 80% 以上，其中 4 个省级行政区（新疆维吾尔自治区、贵州省、河北省、黑龙江省）的平均医嘱离院率在 80%~90%，其余省级行政区均达到了 90% 以上（图 2-1-28）。2016—2021 年，绝大部分患者经过治疗后医嘱离院，且医嘱离院人数逐年显著增加（图 2-1-29）。

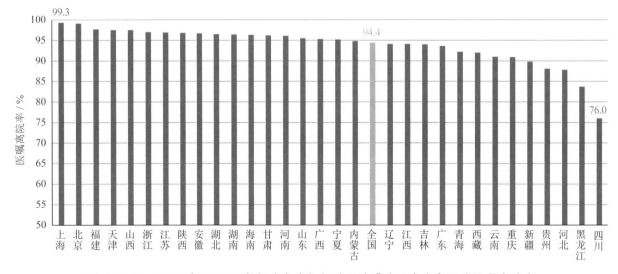

图 2-1-28　2021 年 HQMS 数据库各省级行政区脑膜瘤手术患者平均医嘱离院率

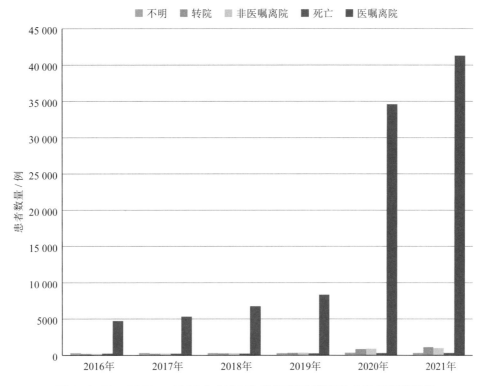

图 2-1-29　2016—2021 年 HQMS 数据库脑膜瘤手术患者出院结局

四、脑膜瘤手术患者医疗过程分析

2021 年 HQMS 数据库脑膜瘤手术患者医疗过程情况如下：平均住院时长为 18.9 d（中位时长 17.0 d），较 2019 年（25.5 d）和 2020 年（20.3 d）明显缩短（图 2-1-30）；平均术前等待时间为 5.3 d，较 2019 年（6.8 d）和 2020 年（5.7 d）缩短（图 2-1-31）；脑膜瘤患者二次手术率为 3.8%，较 2019 年（8.2%）和 2020 年（4.0%）有所下降（图 2-1-32）；平均输血率为 30.9%，较 2019 年（34.8%）和 2020 年（32.9%）下降（图 2-1-33）。对比 2016—2021 年脑膜瘤患者医疗过程指标，重点质量控制项目均有明显改善，这表明经专项质量控制调研整改后，我国脑膜瘤整体手术诊疗水平提升。

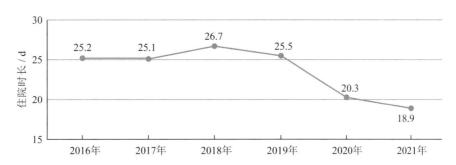

图 2-1-30　2016—2021 年 HQMS 数据库脑膜瘤手术患者平均住院时长变化

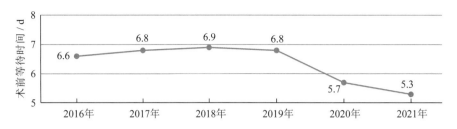

图 2-1-31　2016—2021 年 HQMS 数据库脑膜瘤手术患者平均术前等待时间变化

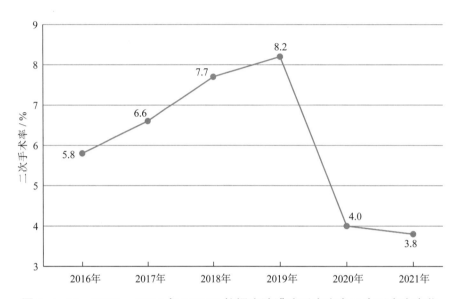

图 2-1-32　2016—2021 年 HQMS 数据库脑膜瘤手术患者二次手术率变化

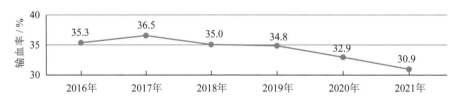

图 2-1-33　2016—2021 年 HQMS 数据库脑膜瘤手术患者输血率变化

　　各省级行政区脑膜瘤手术患者的平均住院时长相差较大（14.6～30.2 d），青海省（30.2 d）、西藏自治区（27.4 d）、贵州省（23.5 d）等地区的住院时长较长，而北京市（14.6 d）、吉林省（15.0 d）、黑龙江省（17.2 d）的较短（图 2-1-34）；平均术前等待时间以青海省（7.8 d）、广西壮族自治区（7.4 d）、宁夏回族自治区（6.8 d）等地区的较长，北京市（3.8 d）、吉林省（3.8 d）和浙江省（4.3 d）等地区的较短（图 2-1-35），平均住院时长与术前等待时间变化趋势基本一致；脑膜瘤患者二次手术率较高的地区有西藏自治区（8.0%）、贵州省（7.6%）和湖北省（6.8%），较低的地区有青海省（2.0%）、天津市（2.0%）、吉林省（1.9%）和北京市（1.9%）（图 2-1-36）；各省级行政区的手术输血率差别也较大，其中天津市（75.2%）、青海省（65.9%）和河南省（60.5%）的较高，福建省（19.1%）、北京市（12.4%）和浙江省（11.7%）的较低（图 2-1-37）。

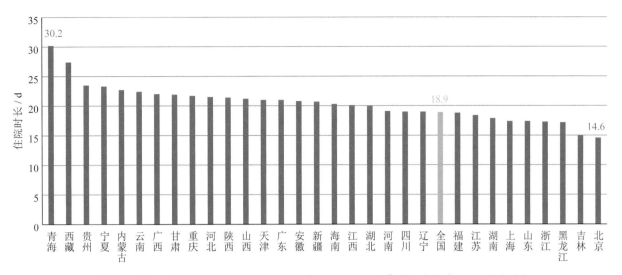

图 2-1-34　2021 年 HQMS 数据库各省级行政区脑膜瘤手术患者平均住院时长

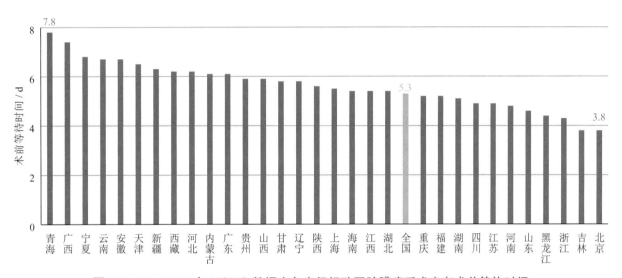

图 2-1-35　2021 年 HQMS 数据库各省级行政区脑膜瘤手术患者术前等待时间

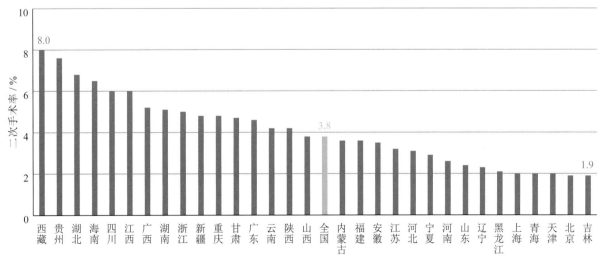

图 2-1-36　2021 年 HQMS 数据库各省级行政区脑膜瘤手术患者二次手术率

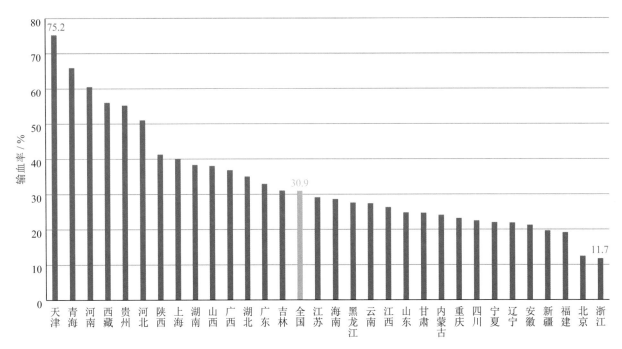

图 2-1-37　2021 年 HQMS 数据库各省级行政区脑膜瘤手术患者输血率

五、脑膜瘤手术患者住院期间感染发生率及抗菌药物使用情况

2021 年 HQMS 数据库脑膜瘤手术患者术后平均感染率为 11.1%，相比 2019 年（23.8%）和 2020 年（11.2%）有所下降（图 2-1-38）。对比各省级行政区脑膜瘤手术患者术后感染率，发现青海省（38.2%）和海南省（36.9%）的术后感染率较高（＞30%），上海市、北京市、黑龙江省等地区的术后感染率相对较低（＜5%）（表 2-1-8）。2021 年脑膜瘤平均术后抗菌药物费用为 1814.1 元，较 2019 年（3811.0 元）和 2020 年（1985.8 元）下降（图 2-1-39），这与脑膜瘤手术患者术后平均感染率的变化相符。各省级行政区的抗菌药物使用情况也不尽相同，其中吉林省的抗菌药物费用较高（＞4000 元），且部分地区的抗菌药物使用情况并不与该地区的术后感染率呈一致趋势（图 2-1-40）。

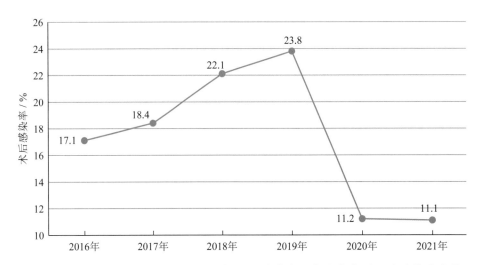

图 2-1-38　2016—2021 年 HQMS 数据库脑膜瘤手术患者术后平均感染率变化

表 2-1-8　2021 年 HQMS 数据库各省级行政区脑膜瘤手术患者术后感染率

省级行政区	患者数量/例	感染人数/例	感染率/%	省级行政区	患者数量/例	感染人数/例	感染率/%
安徽	1417	246	17.4	辽宁	1360	75	5.5
北京	3663	158	4.3	内蒙古	305	28	9.2
福建	1349	242	17.9	宁夏	209	59	28.2
甘肃	554	72	13.0	青海	102	39	38.2
广东	3711	382	10.3	山东	3163	208	6.6
广西	1097	171	15.6	山西	807	93	11.5
贵州	622	80	12.9	陕西	598	97	16.2
海南	217	80	36.9	上海	3313	90	2.7
河北	1244	174	14.0	四川	2277	519	22.8
河南	2563	180	7.0	天津	786	72	9.2
黑龙江	1037	46	4.4	西藏	25	4	16.0
湖北	2138	280	13.1	新疆	568	124	21.8
湖南	2042	187	9.2	云南	1108	298	26.9
吉林	1006	50	5.0	浙江	2661	311	11.7
江苏	2421	140	5.8	重庆	503	127	25.2
江西	864	214	24.8	全国	43 730	4846	11.1

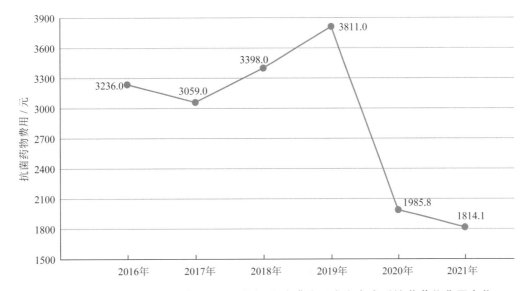

图 2-1-39　2016—2021 年 HQMS 数据库脑膜瘤手术患者术后抗菌药物费用变化

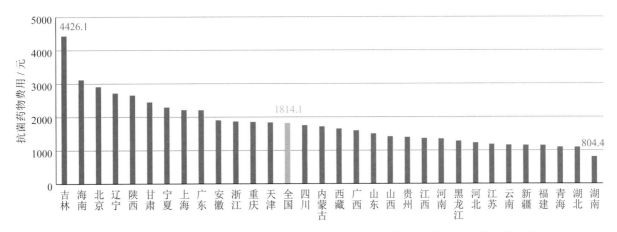

图 2-1-40　2021 年 HQMS 数据库各省级行政区脑膜瘤手术患者术后抗菌药物费用情况

六、脑膜瘤手术患者卫生经济学分析

2021 年 HQMS 数据库脑膜瘤手术患者人均住院总费用为 72 814.1 元，比 2020 年（72 642.0 元）略微增加（0.2%）（图 2-1-41），这说明脑膜瘤单病种医药费用趋于稳定。2016—2020 年脑膜瘤手术患者自付费用情况见图 2-1-42，目前无 2021 年的自付费用数据。2016—2020 年各省级行政区脑膜瘤手术患者的费用支付方式以城镇居民基本医疗保险、城镇职工基本医疗保险和新型农村合作医疗保险为主（图 2-1-43）。2021 年各省级行政区脑膜瘤手术患者人均住院总费用情况不尽相同，其中以广东省（97 790.3 元）人均住院总费用最高（表 2-1-9），2020 年脑膜瘤手术患者人均自付费用则以吉林省（51 171.3 元）为最高（表 2-1-10）。2020 年绝大多数省级行政区脑膜瘤手术患者的付费方式以医疗保险付费为主，仅上海市、西藏自治区、安徽省和江苏省 4 个地区的自费比例较高（图 2-1-44）。

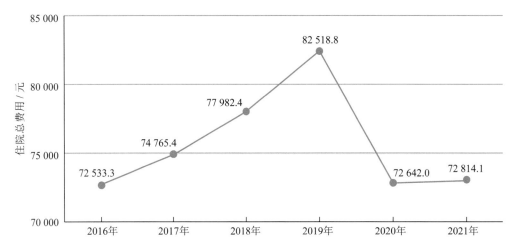

图 2-1-41　2016—2021 年 HQMS 数据库脑膜瘤手术患者人均住院总费用变化

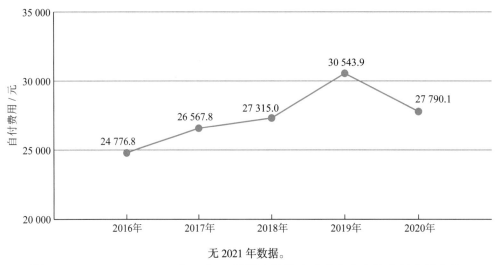

无 2021 年数据。

图 2-1-42　2016—2020 年 HQMS 数据库脑膜瘤手术患者人均自付费用变化

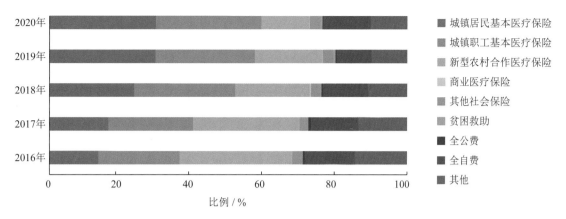

无2021年数据。

图 2-1-43 2016—2020 年 HQMS 数据库脑膜瘤手术患者付费方式情况

表 2-1-9 2021 年 HQMS 数据库各省级行政区脑膜瘤手术患者人均住院总费用 （单位：元）

省级行政区	人均住院总费用	省级行政区	人均住院总费用	省级行政区	人均住院总费用
安徽	59 149.5	湖北	81 109.6	陕西	74 916.4
北京	71 784.7	湖南	73 585.5	上海	84 398.9
福建	63 444.9	吉林	89 813.0	四川	68 731.5
甘肃	67 576.2	江苏	72 349.2	天津	88 298.3
广东	97 790.3	江西	71 359.1	西藏	77 351.5
广西	63 464.8	辽宁	75 004.2	新疆	77 682.5
贵州	79 099.7	内蒙古	50 316.2	云南	59 804.1
海南	68 721.5	宁夏	60 994.2	浙江	54 118.2
河北	69 578.6	青海	87 710.9	重庆	90 721.5
河南	68 357.8	山东	60 692.0	全国	72 814.1
黑龙江	67 081.1	山西	64 792.8		

表 2-1-10 2020 年 HQMS 数据库各省级行政区脑膜瘤手术患者人均住院自付费用 （单位：元）

省级行政区	人均住院自付费用	省级行政区	人均住院自付费用	省级行政区	人均住院自付费用
安徽	16 760.7	湖北	35 509.9	陕西	43 083.9
北京	32 436.7	湖南	41 274.5	上海	18 335.8
福建	40 694.3	吉林	51 171.3	四川	25 970.7
甘肃	21 690.3	江苏	22 539.8	天津	18 691.5
广东	39 899.2	江西	34 514.0	西藏	—
广西	26 041.4	辽宁	38 434.8	新疆	34 804.5
贵州	18 255.2	内蒙古	16 796.1	云南	7768.9
海南	22 455.9	宁夏	38 135.5	浙江	16 596.3
河北	14 393.6	青海	34 791.3	重庆	42 935.9
河南	28 837.8	山东	27 037.7		
黑龙江	26 778.6	山西	13 355.3		

注：无2021年数据。—为数据缺失。

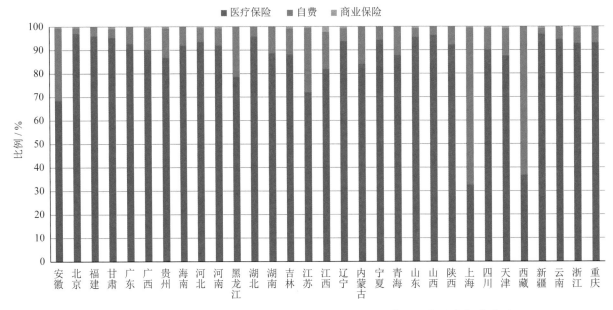

图 2-1-44　2020 年 HQMS 数据库各省级行政区脑膜瘤手术患者付费方式

七、脑膜瘤手术患者一次性医疗材料使用情况

2021 年，HQMS 数据库全国脑膜瘤手术患者一次性医疗材料主要用于手术（17 985.5 元）、治疗（5560.8 元）和检查（819.9 元）这 3 个方面。相比 2020 年，上述 3 方面的费用均出现小幅度增加：手术费增加 2.2%（2020 年为 17 597.7 元），治疗费增加 15.2%（2020 年为 4827.7 元），检查费增加 9.7%（2020 年为 747.4 元）（图 2-1-45）。

2021 年 HQMS 数据库各省级行政区脑膜瘤手术患者一次性医疗材料费用及比例见图 2-1-46，大多数地区的一次性医疗材料费用主要集中在手术方面，其次是治疗方面。此外还有部分地区的一次性医疗材料费用主要体现在治疗或检查方面，表明该地区患者倾向于向上级医院转诊进行手术。手术用一次性医疗材料费用较高的地区有重庆市（32 332.9 元）、吉林省（26 809.6 元）和广东省（25 519.9 元），这与上述地区住院总费用较高的趋势一致。

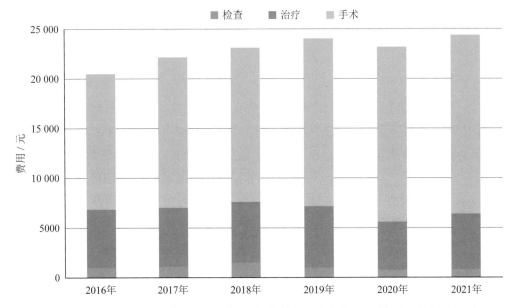

图 2-1-45　2016—2021 年 HQMS 数据库脑膜瘤手术患者一次性医疗材料费用情况

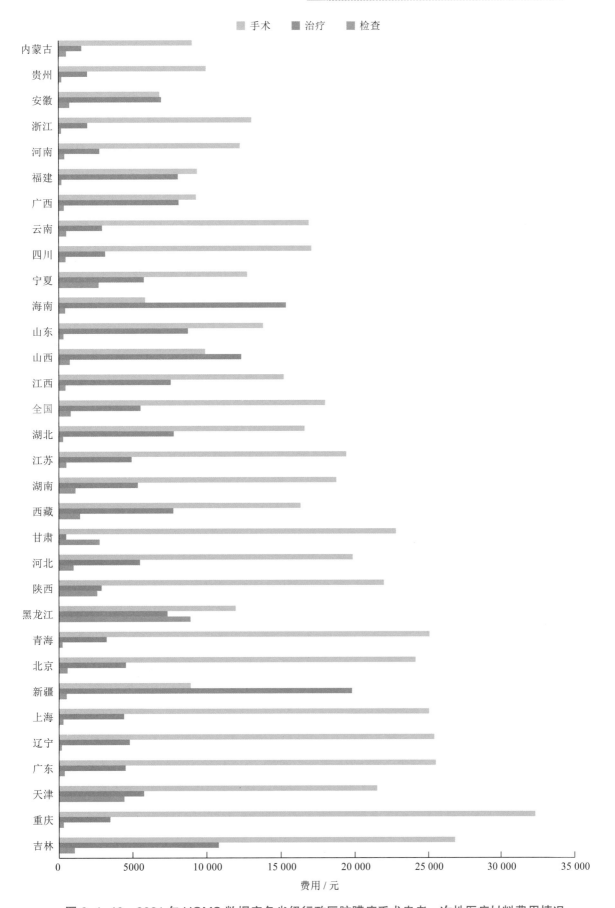

图 2-1-46　2021 年 HQMS 数据库各省级行政区脑膜瘤手术患者一次性医疗材料费用情况

第三节　垂体瘤医疗质量数据分析

一、总体情况

针对垂体瘤单病种，根据国家卫生健康委员会发布的单病种质量控制指标内容，统计了 2021 年 HQMS 数据库各省级行政区（不含港、澳、台地区）1789 家医院收治的垂体瘤患者 101 634 例，以及完成的垂体瘤切除手术 101 629 台（表 2-1-11）。其中，患者收治数量排名前 5 位的省级行政区为广东省（10 450 例）、山东省（6523 例）、上海市（6414 例）、河南省（6275 例）和湖北省（6274 例）；收治垂体瘤患者的医院数量排名前 5 位的省级行政区为广东省（158 家）、四川省（158 家）、江苏省（118 家）、山东省（90 家）和河南省（88 家）。

表 2-1-11　2021 年 HQMS 数据库各省级行政区收治的垂体瘤患者诊疗情况

省级行政区	患者数量/例	手术数量/台	医院数量/家	患者数量排名
安徽	3245	3245	67	13
北京	5601	5601	48	6
福建	3339	3339	46	12
甘肃	1343	1343	40	25
广东	10 450	10 450	158	1
广西	3155	3155	59	14
贵州	1348	1348	41	24
海南	668	668	14	28
河北	3141	3136	47	15
河南	6275	6275	88	4
黑龙江	1585	1585	54	21
湖北	6274	6274	78	5
湖南	3638	3638	73	11
吉林	1350	1350	30	23
江苏	5289	5289	118	9
江西	2822	2822	57	17
辽宁	2893	2893	78	16
内蒙古	1088	1088	41	27
宁夏	613	613	10	29
青海	596	596	17	30
山东	6523	6523	90	2
山西	1935	1935	37	20
陕西	2291	2291	44	18
上海	6414	6414	37	3
四川	5500	5500	158	7
天津	1540	1540	27	22
西藏	43	43	6	31
新疆	2149	2149	43	19
云南	3714	3714	65	10
浙江	5486	5486	87	8
重庆	1326	1326	31	26

二、垂体瘤手术患者人口学特征

2021 年 HQMS 数据库垂体瘤手术患者人口学特征如下：患者总体平均年龄为 45.1 岁，发病年龄呈"双峰"分布，发病高峰年龄段为 5～9 岁和 50～59 岁（图 2-1-47），各省级行政区患者平均年龄见图 2-1-48；男性患者占比 38.5%，女性患者占比 61.5%，女性患者数量明显多于男性患者，各省级行政区患者性别分布情况见图 2-1-49。

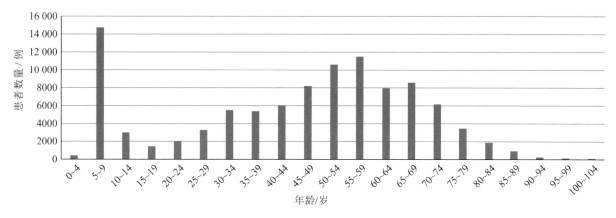

图 2-1-47　2021 年 HQMS 数据库垂体瘤手术患者平均年龄

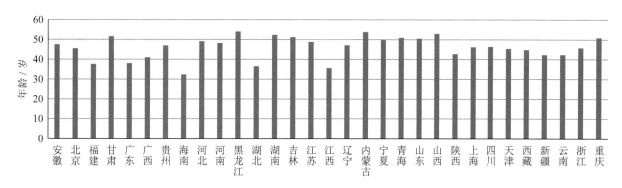

图 2-1-48　2021 年 HQMS 数据库各省级行政区垂体瘤手术患者年龄分布

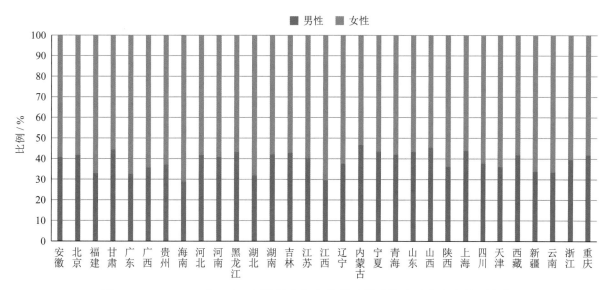

图 2-1-49　2021 年 HQMS 数据库各省级行政区垂体瘤手术患者性别分布

三、垂体瘤手术患者疗效总体评价

2021 年 HQMS 数据库垂体瘤手术患者的死亡率较低，平均为 0.2%，各省级行政区的患者死亡率见表 2-1-12。2021 年垂体瘤手术患者平均医嘱离院率为 93.5%，除天津市外，其余省级行政区手术患者医嘱离院率均在 80% 以上，绝大部分患者经过治疗后医嘱离院，表明这些患者在医院接受了完整的疾病治疗并达到出院的标准（图 2-1-50）。

表 2-1-12　2021 年 HQMS 数据库各省级行政区垂体瘤手术患者死亡率

省级行政区	患者数量 / 例	死亡人数 / 例	死亡率 /%	省级行政区	患者数量 / 例	死亡人数 / 例	死亡率 /%
安徽	3245	8	0.2	辽宁	2893	9	0.3
北京	5601	13	0.2	内蒙古	1088	5	0.5
福建	3339	5	0.1	宁夏	613	1	0.2
甘肃	1343	5	0.4	青海	596	2	0.3
广东	10 450	14	0.1	山东	6523	19	0.3
广西	3155	6	0.2	山西	1935	5	0.3
贵州	1348	3	0.2	陕西	2291	3	0.1
海南	688	1	0.1	上海	6414	8	0.1
河北	3136	6	0.2	四川	5500	13	0.2
河南	6275	9	0.1	天津	1540	2	0.1
黑龙江	1585	6	0.4	西藏	43	—	—
湖北	6274	14	0.2	新疆	2149	3	0.1
湖南	3638	5	0.1	云南	3714	9	0.2
吉林	1350	2	0.1	浙江	5486	5	0.1
江苏	5289	2	0.0	重庆	1326	4	0.3
江西	2822	2	0.1				

注：—为数据缺失。

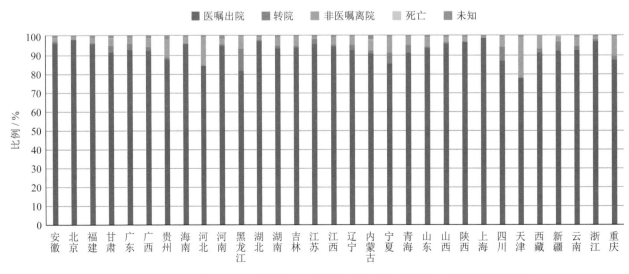

图 2-1-50　2021 年 HQMS 数据库各省级行政区垂体瘤手术患者出院结局分布

四、垂体瘤手术患者医疗过程分析

2021 年 HQMS 数据库垂体瘤手术患者医疗过程情况如下：平均住院时长为 9.9 d，平均术前等待时间为 5.5 d，垂体瘤二次手术率为 0.4%。

各省级行政区垂体瘤手术患者的平均住院时长相差较大（6.9～13.5 d），贵州省（13.5 d）、西藏自治区（13.0 d）及山西省（12.6 d）等地区的住院时长较长，海南省（6.9 d）、江西省（8.1 d）的住院时长较短（图 2-1-51）；术前等待时间除四川省（22.5 d）明显较长外，其余省级行政区差别不大，其中宁夏回族自治区（7.2 d）、西藏自治区（6.7 d）和海南省（6.4 d）的术前等待时间相对较长（图 2-1-52）；手术患者二次手术率较高的地区为浙江省（1.2%）和湖南省（0.7%），较低的省级行政区为上海市（0.1%）、安徽省（0.1%）、内蒙古自治区（0.1%）、海南省（0.1%）和福建省（0.1%）（图 2-1-53）。

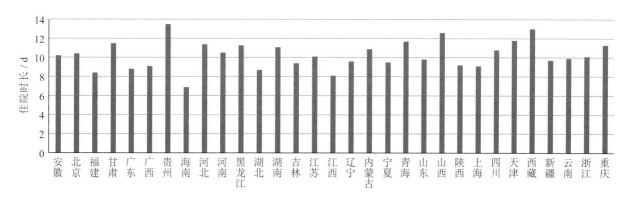

图 2-1-51　2021 年 HQMS 数据库各省级行政区垂体瘤手术患者平均住院时长

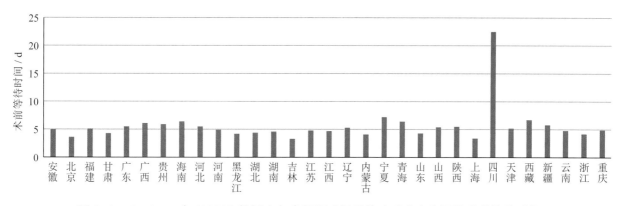

图 2-1-52　2021 年 HQMS 数据库各省级行政区垂体瘤手术患者平均术前等待时间

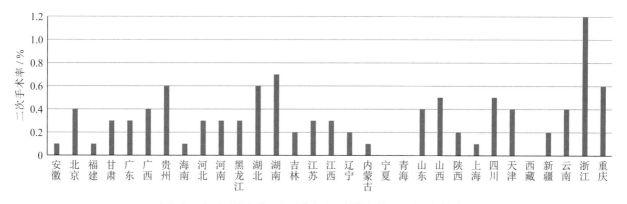

青海省、宁夏回族自治区和西藏自治区的数据较少，未进行统计。

图 2-1-53　2021 年 HQMS 数据库各省级行政区垂体瘤手术患者二次手术率

五、垂体瘤手术患者住院期间感染发生率及抗菌药物使用情况

2021年HQMS数据库垂体瘤手术患者术后平均感染率为6.8%。对比各省级行政区垂体瘤手术患者的术后感染率，发现贵州省、四川省、重庆市、云南省、青海省等地区的术后感染率较高（＞10%），而上海市、辽宁省、北京市等地区的术后感染率相对较低（≤4%）（表2-1-13）。2021年HQMS数据库垂体瘤手术患者平均抗菌药物费用为567.5元。各省级行政区的抗菌药物费用相差较大，其中吉林省超过了1000元，部分地区的抗菌药物使用情况并不与该地区的术后感染率呈一致趋势（图2-1-54）。

表 2-1-13　2021年HQMS数据库各省级行政区垂体瘤手术患者术后感染率　　　　　　（单位：%）

省级行政区	感染率	省级行政区	感染率	省级行政区	感染率
安徽	7.4	湖北	7.0	陕西	7.6
北京	4.0	湖南	9.6	上海	2.6
福建	6.8	吉林	4.1	四川	10.6
甘肃	9.7	江苏	6.2	天津	4.7
广东	5.9	江西	6.9	西藏	9.3
广西	6.3	辽宁	3.7	新疆	8.2
贵州	10.1	内蒙古	8.6	云南	14.4
海南	7.6	宁夏	8.8	浙江	7.3
河北	6.7	青海	10.7	重庆	13.8
河南	6.6	山东	4.8		
黑龙江	4.5	山西	5.7		

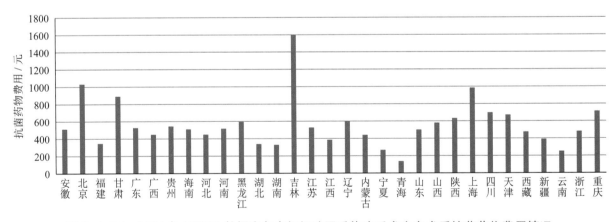

图 2-1-54　2021年HQMS数据库各省级行政区垂体瘤手术患者术后抗菌药物费用情况

六、垂体瘤手术患者卫生经济学分析

2021年HQMS数据库垂体瘤手术患者人均住院总费用为24 450.9元，人均一般医疗服务费为944.8元，人均一般治疗操作费为964.7元，人均护理费为495.1元，人均实验室诊断费为2684.1元，人均影像学诊断费为1993.8元，人均临床诊断项目费为727.6元（表2-1-14）。各省级行政区垂体瘤手术患者人均住院总费用情况不尽相同，其中吉林省（42 536.9元）的人均住院总费用最高。大部分省级行政区的治疗费用（图2-1-55）与诊断费用（图2-1-56）分布情况与全国总体分布情况趋势一致。

表 2-1-14　2021 年 HQMS 数据库各省级行政区垂体瘤手术患者人均费用　（单位：元）

省级行政区	人均住院总费用	人均一般医疗服务费	人均一般治疗操作费	人均护理费	人均实验室诊断费	人均影像学诊断费	人均临床诊断项目费
安徽	18 934.2	1027.6	634.5	497.6	2197.8	1185.3	469.7
北京	35 328.5	1845.8	1672.5	517.4	2900.0	1386.8	577.4
福建	15 902.0	533.7	514.2	396.7	1931.9	1487.5	540.2
甘肃	21 399.4	589.7	1606.2	671.0	2407.3	2315.4	535.2
广东	240 399.4	809.9	743.0	503.4	3084.4	2281.3	696.9
广西	16 248.6	526.2	655.0	490.3	1999.2	2177.0	270.8
贵州	26 662.9	719.6	1407.6	639.9	2406.8	2707.0	1530.1
海南	13 192.3	517.5	534.2	347.0	2081.7	1326.7	269.1
河北	25 736.1	861.1	586.7	479.5	2914.2	2367.7	613.1
河南	24 254.5	480.9	911.8	511.0	2335.4	2143.1	719.1
黑龙江	33 196.4	933.3	654.4	563.4	2211.3	2079.4	411.4
湖北	22 868.9	488.5	948.9	354.5	2490.2	1615.9	1240.3
湖南	27 264.7	951.8	1070.0	530.5	2995.7	2605.8	983.9
吉林	42 536.9	984.6	954.9	652.3	3189.7	2388.1	463.0
江苏	25 551.4	761.9	2056.0	400.4	2899.5	1873.3	803.1
江西	20 128.0	667.3	848.2	455.9	1969.5	1771.1	328.5
辽宁	25 093.4	729.2	454.6	416.8	2323.1	2585.7	482.0
内蒙古	16 001.7	640.3	776.2	361.6	2249.6	2230.7	711.6
宁夏	17 407.7	512.3	692.1	251.3	1720.0	1637.7	1174.9
青海	18 439.1	682.7	1018.6	468.4	3620.2	3481.7	705.1
山东	22 945.8	842.2	870.6	555.3	2632.9	2268.7	803.4
山西	25 665.1	894.1	1554.9	1001.0	2530.9	1926.0	834.1
陕西	19 810.0	601.9	667.6	342.8	2202.8	2025.2	734.6
上海	36 224.0	2868.1	289.8	501.6	4290.9	1572.1	771.1
四川	23 264.0	781.7	852.2	473.2	2397.8	2296.0	770.9
天津	38 731.1	1920.0	4577.1	444.6	3154.2	2899.2	1406.1
西藏	25 067.2	1642.8	2051.1	842.6	2303.3	1394.4	1411.4
新疆	22 074.2	458.4	840.8	381.4	3057.2	1698.1	114.5
云南	17 072.2	660.9	783.8	576.9	2009.7	1963.5	686.0
浙江	18 654.3	802.9	756.6	634.9	2421.0	1297.6	404.1
重庆	28 648.4	1255.9	1274.6	202.0	3809.5	3267.7	1171.2
全国	24 550.9	944.8	964.7	495.1	2684.1	1993.8	727.6

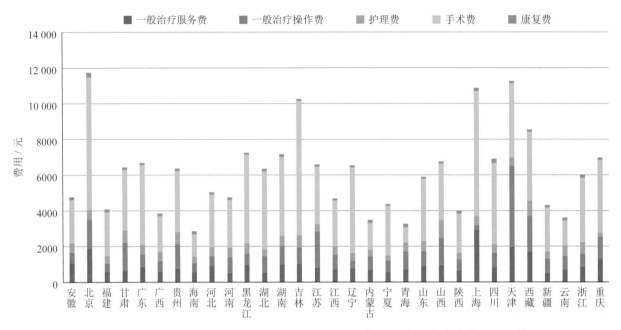

图 2-1-55　2021 年 HQMS 数据库各省级行政区垂体瘤手术患者治疗费用分布情况

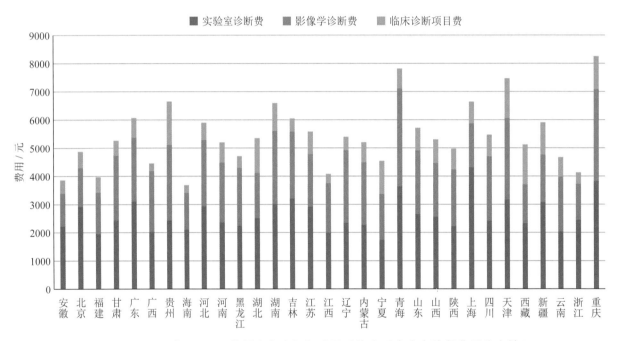

图 2-1-56　2021 年 HQMS 数据库各省级行政区垂体瘤手术患者诊断费用分布情况

七、垂体瘤手术患者一次性医疗材料使用情况

2021 年 HQMS 数据库垂体瘤手术患者一次性医疗材料费用主要体现在手术（3931.5 元）、治疗（1347.1 元）和检查（230.5 元）这 3 个方面。

2021 年各省级行政区垂体瘤手术患者一次性医疗材料费用及比例见图 2-1-57，大部分地区的一次性医疗材料费用主要集中在手术方面，其次是治疗方面。手术用一次性医疗材料费较高的地区为吉林省（10 695.0 元）和北京市（9871.8 元），这与上述地区住院总费用较高的趋势一致。

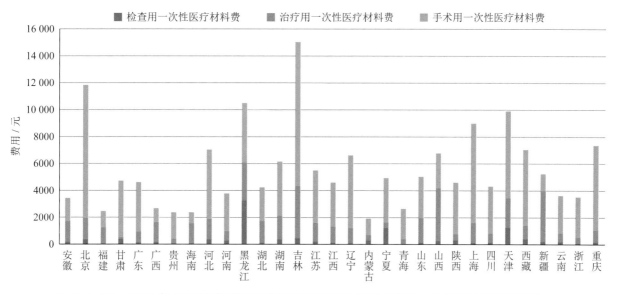

图 2-1-57　2021 年 HQMS 数据库各省级行政区垂体瘤手术患者一次性医疗材料费用分布

八、病理学特征

因 HQMS 数据库中病理数据上报不完备，本节多数病理分型数据无统计学意义。

2021 年 HQMS 数据库垂体瘤手术患者中垂体瘤功能性腺瘤（生长激素腺瘤、泌乳素腺瘤、促肾上腺皮质激素腺瘤）的比例显著低于其他病理类型和未知病理类型垂体瘤（图 2-1-58，图 2-1-59）。

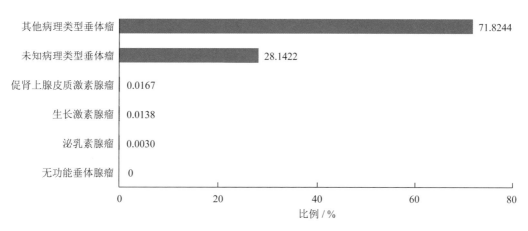

图 2-1-58　2021 年 HQMS 数据库垂体瘤手术患者不同病理学分型比例

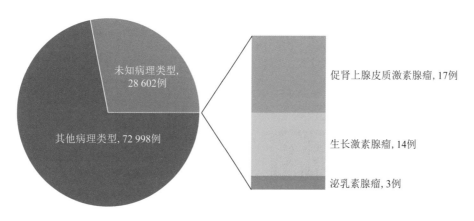

图 2-1-59　2021 年 HQMS 数据库垂体瘤手术患者不同病理学分型病例数

2021 年 HQMS 数据库垂体瘤手术患者中促肾上腺皮质激素腺瘤患者共 17 例，患者的人口学特征如下：男性 2 例（11.8%），女性 15 例（88.2%），男性患者数量明显少于女性患者（图 2-1-60）。发病高峰年龄段为 35～39 岁（3 例）和 45～54 岁（7 例）（图 2-1-61）。

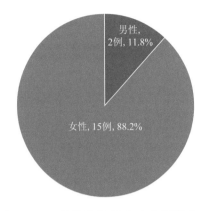

图 2-1-60　2021 年 HQMS 数据库促肾上腺皮质激素腺瘤患者的性别比例

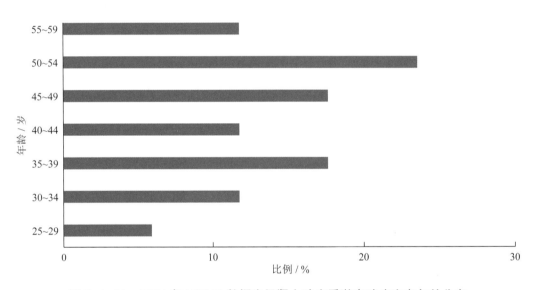

图 2-1-61　2021 年 HQMS 数据库促肾上腺皮质激素腺瘤患者年龄分布

2021 年，HQMS 数据库上报泌乳素腺瘤手术患者 3 例，其中男性 2 例（66.7%），女性 1 例（33.3%）。40～44 岁患者 2 例（66.7%），45～49 岁患者 1 例（33.3%）。福建省、广东省泌乳素腺瘤患者数量分别为 2 例（66.7%）和 1 例（33.3%）（图 2-1-62）。

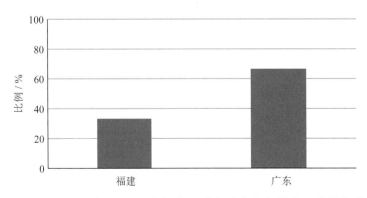

图 2-1-62　2021 年 HQMS 数据库泌乳素腺瘤患者就诊医院所在地区

2021 年 HQMS 数据库上报生长激素腺瘤手术患者 14 例，其中男性患者 2 例（14.3%），女性患者 12 例（85.7%），男性患者数量明显低于女性（图 2-1-63）。发病高峰年龄段为 40～44 岁（图 2-1-64）。广东省和上海市的生长激素腺瘤患者数量分别为 13 例（92.9%）和 1 例（7.1%）（图 2-1-65）。

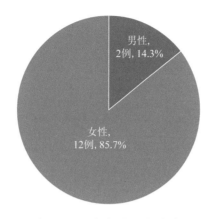

图 2-1-63　2021 年 HQMS 数据库生长激素腺瘤患者性别比例

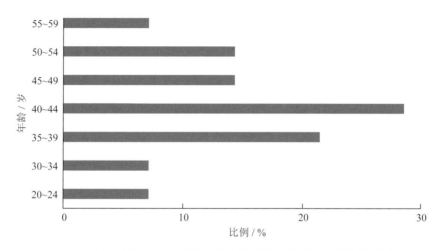

图 2-1-64　2021 年 HQMS 数据库生长激素腺瘤患者年龄分布

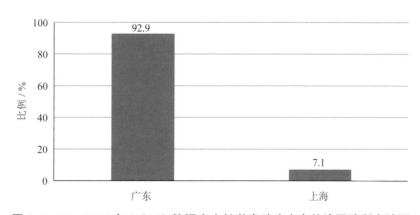

图 2-1-65　2021 年 HQMS 数据库生长激素腺瘤患者就诊医院所在地区

2021 年 HQMS 数据库其他病理类型垂体瘤手术患者总计为 72 998 例，其中男性 25 190 例（34.5%），女性 47 808 例（65.5%），男性患者数量明显少于女性患者（图 2-1-66）。患者平均年龄为（42.8±24.5）岁，发病高峰年龄段为 5～9 岁和 55～59 岁（图 2-1-67）。该病理类型患者数据多来源于广东省（8281 例，11.3%）、湖北省（4830 例，6.6%）和河南省（4709 例，6.5%）（图 2-1-68）。

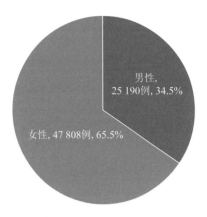

图 2-1-66　2021 年 HQMS 数据库其他病理类型垂体瘤患者性别比例

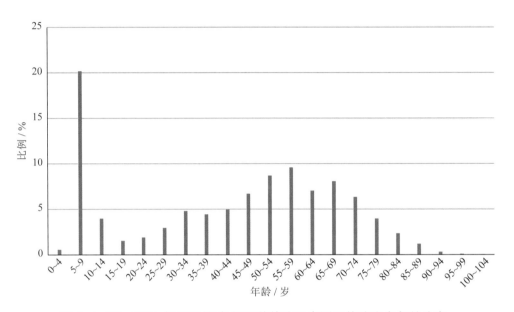

图 2-1-67　2021 年 HQMS 数据库其他病理类型垂体瘤患者年龄分布

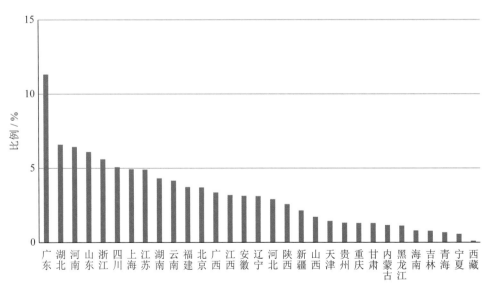

图 2-1-68　2021 年 HQMS 数据库各省级行政区其他病理类型垂体瘤患者分布

　　2021 年 HQMS 数据库未知病理类型垂体瘤患者总数为 28 602 例，其中男性 13 931 例（48.7%），女性 14 671 例（51.3%），男性患者数量略少于女性患者（图 2-1-69）。患者平均年龄为（50.8 ± 13.9）岁，发病高峰年龄段为 55～59 岁（图 2-1-70）。患者就诊数量排名前 3 位的省级行政区为北京市（2884 例，10.1%）、上海市（2802 例，9.8%）和广东省（2137 例，7.5%）（图 2-1-71）。

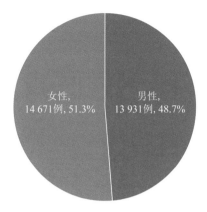

图 2-1-69　2021 年 HQMS 数据库未知病理类型垂体瘤患者性别比例

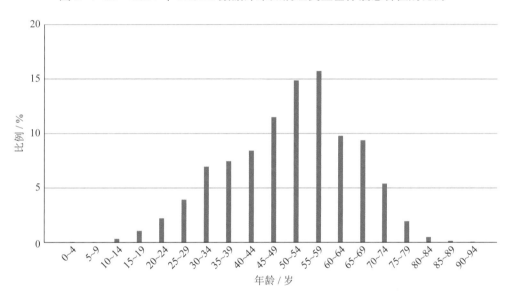

图 2-1-70　2021 年 HQMS 数据库未知病理类型垂体瘤患者年龄分布

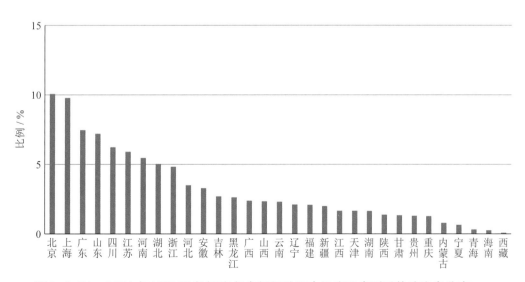

图 2-1-71　2021 年 HQMS 数据库各省级行政区未知病理类型垂体瘤患者分布

（江　涛，张　伟，樊　星，吴　震，李　达，刘丕楠，王兴朝）

第二章
脑血管病外科治疗医疗质量数据分析

第一节　动脉瘤性蛛网膜下腔出血外科治疗医疗质量数据分析

一、动脉瘤性蛛网膜下腔出血外科治疗总体情况

针对动脉瘤性蛛网膜下腔出血（aneurysmal subarachnoid hemorrhage，aSAH）单病种，根据国家卫生健康委员会发布的单病种质量控制指标内容，基于HQMS数据库，统计了2021年全国各省级行政区（不含港、澳、台地区）共计1668所三级公立医院收治的aSAH患者118 591人次以及完成的aSAH开颅手术19 563例次、介入手术32 615例次。2021年，aSAH患者入院总人次前5位的省级行政区分别为广东省（9677人次）、四川省（8938人次）、河南省（8174人次）、山东省（7531人次）和江苏省（7394人次）；aSAH患者行开颅和介入手术总数量排前5位的省级行政区为四川省（3836例次）、广东省（3613例次）、山东省（3600例次）、河南省（3555例次）和江苏省（3444例次），其中开颅手术数量前5位的省级行政区为四川省（2334例次）、湖北省（1507例次）、湖南省（1361例次）、江苏省（1253例次）和河南省（1232例次），介入手术数量前5位的省级行政区为广东省（2648例次）、山东省（2427例次）、河南省（2323例次）、江苏省（2191例次）和浙江省（1728例次）（表2-2-1，图2-2-1）。

根据国家神经系统疾病医疗质量控制中心历次统计，对比2016—2021年HQMS数据库各年度收治的aSAH患者人次和完成的手术数量，发现除2019年外，三级医院收治的aSAH患者数量呈逐年上升趋势，2021年的患者数量较2020年增加了23.9%。aSAH患者手术数量也较2020年明显提升，其中介入手术较开颅手术数量更多（图2-2-2）。

根据人口普查结果（各省级行政区人口数量来自《2021中国统计年鉴》中2020年末的人口数据），2021年各省级行政区中，以常住人口标准化后的aSAH每10万人口发病人数前5位分别是广东省（8.2人）、四川省（7.5人）、河南省（6.9人）、山东省（6.4人）和江苏省（6.2人）。此外，2016—2021年北京市和上海市aSAH手术（开颅/介入）数量在全国aSAH手术数量中的占比呈逐年下降趋势（图2-2-3），该趋势可能与全国开颅和介入手术水平普遍提高有关。

表 2-2-1 2021 年 HQMS 数据库各省级行政区 aSAH 诊疗数量和手术数量

省级行政区	患者数量 / 人次（%）	手术（开颅和介入）数量 / 例次（%）	开颅手术数量 / 例次（%）	介入手术数量 / 例次（%）
全国	118 591（100）	52 178（100）	19 563（100）	32 615（100）
安徽	4132（3.5）	1932（3.7）	381（1.9）	1551（4.8）
北京	2140（1.8）	1190（2.3）	417（2.1）	773（2.4）
福建	2844（2.4）	1487（2.8）	731（3.7）	756（2.3）
甘肃	1320（1.1）	464（0.9）	87（0.4）	377（1.2）
广东	9677（8.2）	3613（6.9）	965（4.9）	2648（8.1）
广西	4055（3.4）	1852（3.5）	356（1.8）	1496（4.6）
贵州	2224（1.9）	975（1.9）	217（1.1）	758（2.3）
海南	746（0.6）	332（0.6）	69（0.4）	263（0.8）
河北	5545（4.7）	2661（5.1）	1096（5.6）	1565（4.8）
河南	8174（6.9）	3555（6.8）	1232（6.3）	2323（7.1）
黑龙江	4098（3.5）	1706（3.3）	715（3.7）	991（3.0）
湖北	6561（5.5）	2971（5.7）	1507（7.7）	1464（4.5）
湖南	6657（5.6）	2841（5.4）	1361（7.0）	1480（4.5）
吉林	3554（3.0）	1680（3.2）	544（2.8）	1136（3.5）
江苏	7394（6.2）	3444（6.6）	1253（6.4）	2191（6.7）
江西	4261（3.6）	2155（4.1）	825（4.2）	1330（4.1）
辽宁	5437（4.6）	1634（3.1）	376（1.9）	1258（3.9）
内蒙古	1842（1.6）	596（1.1）	172（0.9）	424（1.3）
宁夏	537（0.5）	241（0.5）	78（0.4）	163（0.5）
青海	400（0.3）	99（0.2）	8（0.0）	91（0.3）
山东	7531（6.4）	3600（6.9）	1173（6.0）	2427（7.4）
山西	2287（1.9）	1039（2.0）	409（2.1）	630（1.9）
陕西	2220（1.9）	747（1.4）	347（1.8）	400（1.2）
上海	1650（1.4）	816（1.6）	214（1.1）	602（1.8）
四川	8938（7.5）	3836（7.4）	2334（11.9）	1502（4.6）
天津	1544（1.3）	652（1.2）	315（1.6）	337（1.0）
西藏	188（0.2）	60（0.1）	24（0.1）	36（0.1）
新疆	1647（1.4）	702（1.3）	335（1.7）	367（1.1）
云南	3542（3.0）	1533（2.9）	566（2.9）	967（3.0）
浙江	5022（4.2）	2777（5.3）	1049（5.4）	1728（5.3）
重庆	2424（2.0）	988（1.9）	407（2.1）	581（1.8）

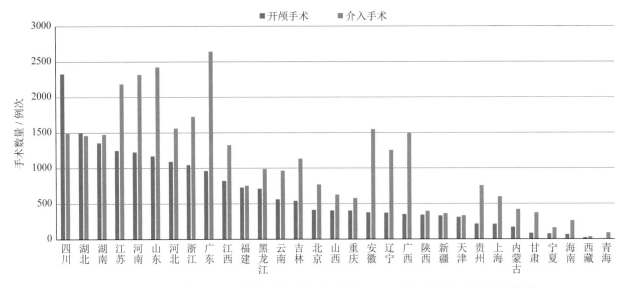

图 2-2-1   2021 年 HQMS 数据库各省级行政区 aSAH 患者开颅和介入手术数量

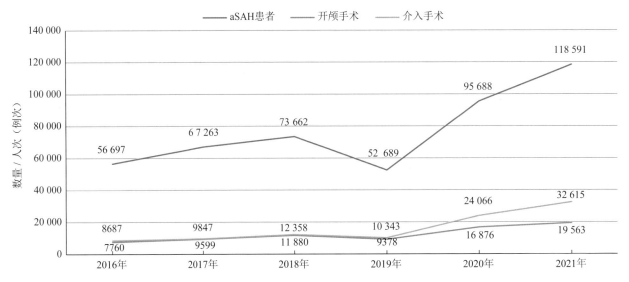

图 2-2-2   2016—2021 年 HQMS 数据库 aSAH 患者总数量和完成手术（开颅 / 介入）数量

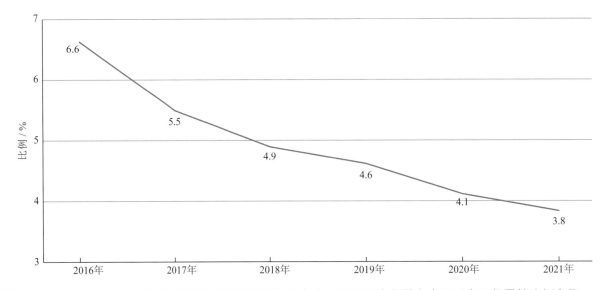

图 2-2-3   2016—2021 年 HQMS 数据库北京市和上海市 aSAH 手术数量占全国手术总数量的比例变化

二、动脉瘤性蛛网膜下腔出血手术患者人口学特征

2021 年 aSAH 手术患者的人口学特征如下：开颅和介入手术患者的整体平均年龄为 57.9 岁，其中男性比例为 37.3%，女性比例为 62.7%，女性患者数量多于男性患者（图 2-2-4）。

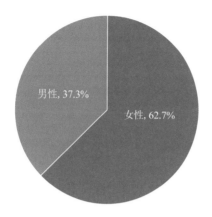

图 2-2-4　2021 年 HQMS 数据库 aSAH 手术患者的性别分布

三、动脉瘤性蛛网膜下腔出血手术患者医疗过程分析

2021 年 HQMS 数据库中 aSAH 开颅手术医疗过程情况如下：平均住院时长自 2016 年以来基本持平，2021 年为 22.3 d，比 2020 年减少了 0.3 d；介入手术医疗过程情况如下：平均住院时长自 2016 年以来基本持平，2021 年为 17.5 d，比 2020 年下降了 0.1 d（图 2-2-5）。2021 年各省级行政区 aSAH 手术患者的平均住院时长相差较大，其中西藏自治区（25.4 d）、青海省（25.3 d）、海南省（24.6 d）等省级行政区的平均住院时长较长，而黑龙江省（16.1 d）、北京市（15.4 d）和吉林省（12.2 d）的平均住院时长较短（表 2-2-2）。

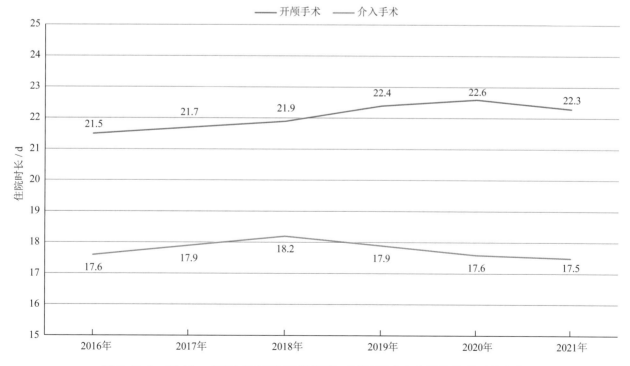

图 2-2-5　2016—2021 年 HQMS 数据库 aSAH 手术患者平均住院时长变化

表 2-2-2　2021 年 HQMS 数据库各省级行政区 aSAH 手术患者平均住院时长　　　　（单位：d）

省级行政区	平均住院时长	开颅手术平均住院时长	介入手术平均住院时长
全国	19.3 ± 15.9	22.3 ± 18.4	17.5 ± 13.9
安徽	17.9 ± 13.9	22.9 ± 17.9	16.7 ± 12.4
北京	15.4 ± 12.7	17.7 ± 12.0	14.2 ± 12.9
福建	23.3 ± 23.1	26.0 ± 24.1	20.6 ± 21.9
甘肃	17.3 ± 12.8	17.6 ± 11.5	17.3 ± 13.1
广东	22.4 ± 21.3	27.7 ± 29.0	20.5 ± 17.3
广西	20.0 ± 15.7	25.2 ± 17.9	18.8 ± 14.9
贵州	19.3 ± 16.2	21.6 ± 19.2	18.7 ± 15.2
海南	24.6 ± 21.1	31.9 ± 25.9	22.7 ± 19.3
河北	18.2 ± 12.5	20.1 ± 13.2	16.9 ± 11.9
河南	19.4 ± 14.7	23.0 ± 17.9	17.6 ± 12.3
黑龙江	16.1 ± 13.3	17.0 ± 11.0	15.5 ± 14.8
湖北	18.9 ± 13.6	20.8 ± 15.0	16.9 ± 11.6
湖南	20.8 ± 18.7	24.5 ± 22.4	17.4 ± 13.6
吉林	12.2 ± 10.4	15.3 ± 12.5	10.7 ± 8.9
江苏	19.0 ± 15.4	22.5 ± 18.9	17.1 ± 12.6
江西	19.0 ± 14.4	21.4 ± 15.7	17.5 ± 13.3
辽宁	16.6 ± 13.9	21.7 ± 16.9	15.1 ± 12.6
内蒙古	22.1 ± 18.3	28.0 ± 19.4	19.7 ± 17.3
宁夏	22.6 ± 17.4	28.5 ± 21.7	19.8 ± 14.1
青海	25.3 ± 23.2	55.6 ± 60.4	22.6 ± 14.6
山东	19.6 ± 15.6	22.6 ± 17.6	18.2 ± 14.3
山西	19.4 ± 11.1	20.6 ± 12.5	18.6 ± 10.0
陕西	23.6 ± 17.6	25.6 ± 17.6	21.8 ± 17.5
上海	19.4 ± 15.9	23.1 ± 20.9	18.0 ± 13.4
四川	21.4 ± 17.6	22.7 ± 18.4	19.5 ± 16.0
天津	18.3 ± 12.1	19.4 ± 12.2	17.2 ± 11.9
西藏	25.4 ± 27.5	32.5 ± 40.5	20.7 ± 11.7
新疆	18.0 ± 12.4	19.3 ± 12.8	16.9 ± 11.9
云南	17.9 ± 11.8	20.8 ± 12.0	16.1 ± 11.3
浙江	17.9 ± 14.0	20.9 ± 18.2	16.1 ± 10.4
重庆	22.3 ± 17.1	26.6 ± 20.8	19.3 ± 13.2

四、动脉瘤性蛛网膜下腔出血手术患者术后抗菌药物费用情况

2021 年 HQMS 数据库中 aSAH 患者手术治疗后平均抗菌药物费用为 2682.4 元，其中开颅手术患者的抗菌药物费用平均为 3921.8 元，介入手术患者的抗菌药物费用平均为 1939.0 元。2020 年 aSAH 患者手术

治疗后平均抗菌药物费用为 2607.5 元，其中开颅手术患者的抗菌药物费用平均为 3814.5 元，介入手术患者的抗菌药物费用平均为 1761.2 元。2019—2021 年，aSAH 患者开颅手术和介入手术术后平均抗菌药物费用基本持平（图 2-2-6）。

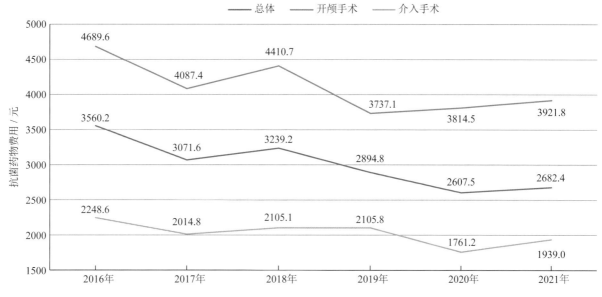

图 2-2-6　2016—2021 年 HQMS 数据库 aSAH 手术患者术后抗菌药物费用变化

五、动脉瘤性蛛网膜下腔出血手术患者卫生经济学分析

2021 年 HQMS 数据库 aSAH 开颅手术患者平均住院总费用为 112 760 元，2020 年 aSAH 开颅手术患者平均住院总费用为 109 611 元，2020—2021 年 aSAH 开颅手术平均住院总费用基本持平（图 2-2-7）。2021 年 aSAH 介入手术患者平均住院总费用为 169 079 元，2020 年 aSAH 介入手术患者平均住院总费用为 163 531 元，2020—2021 年 aSAH 介入手术平均住院总费用基本稳定（图 2-2-7）。

2021 年各省级行政区 aSAH 开颅手术或介入手术患者平均住院总费用情况不尽相同，其中上海市平均住院总费用最高（开颅手术 149 618.0 元，介入手术 209 948.7 元）（表 2-2-3）。

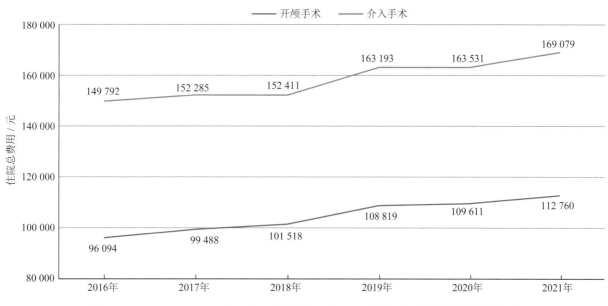

图 2-2-7　2016—2021 年 HQMS 数据库 aSAH 手术患者平均住院总费用变化

表 2-2-3 2021 年 HQMS 数据库各省级行政区 aSAH 手术患者平均住院总费用 （单位：元）

省级行政区	手术平均住院总费用	开颅手术平均住院总费用	介入手术平均住院总费用
全国	147 963.3 ± 74 299.9	112 759.6 ± 64 650.6	169 079.0 ± 71 663.1
安徽	151 727.0 ± 69 409.8	107 538.7 ± 65 933.8	162 581.8 ± 65 865.8
北京	167 429.1 ± 96 461.5	127 128.9 ± 71 153.9	189 169.3 ± 101 253.0
福建	134 320.3 ± 70 203.2	104 402.0 ± 63 037.7	163 249.2 ± 64 447.6
甘肃	154 536.8 ± 70 815.2	97 432.7 ± 53 379.9	167 714.7 ± 67 784.7
广东	165 615.7 ± 85 417.6	134 107.8 ± 81 936.0	177 098.0 ± 83 769.3
广西	141 185.7 ± 69 162.1	101 175.2 ± 56 365.8	150 706.9 ± 68 528.2
贵州	157 218.0 ± 80 344.3	118 503.8 ± 65 843.8	168 301.1 ± 80 721.4
海南	165 895.0 ± 87 716.0	146 594.2 ± 102 985.0	170 958.7 ± 82 727.7
河北	149 412.7 ± 72 590.7	114 038.0 ± 55 792.4	174 186.3 ± 72 743.7
河南	153 648.8 ± 73 401.3	110 506.6 ± 65 587.1	176 529.2 ± 66 742.7
黑龙江	137 172.2 ± 60 936.0	111 224.9 ± 51 820.8	155 893.0 ± 60 176.0
湖北	157 377.3 ± 77 058.4	120 112.5 ± 63 346.3	195 736.7 ± 70 859.0
湖南	154 701.0 ± 71 011.3	122 338.9 ± 66 162.3	184 461.1 ± 61 706.0
吉林	149 113.4 ± 61 583.8	110 955.1 ± 48 594.6	167 386.4 ± 58 724.0
江苏	145 440.9 ± 74 105.4	121 332.5 ± 72 879.2	159 228.1 ± 71 235.1
江西	143 583.0 ± 63 990.7	107 935.4 ± 59 892.7	165 695.3 ± 55 986.5
辽宁	154 385.2 ± 61 747.2	113 663.6 ± 57 712.1	166 556.3 ± 57 578.4
内蒙古	137 336.7 ± 64 672.0	107 733.6 ± 56 181.4	149 345.5 ± 64 080.3
宁夏	150 832.9 ± 75 632.4	141 627.3 ± 81 489.8	155 238.1 ± 72 510.7
青海	184 637.9 ± 76 728.4	174 838.8 ± 121 608.9	185 499.4 ± 72 464.1
山东	155 696.7 ± 81 829.2	106 952.7 ± 63 585.0	179 255.3 ± 79 223.6
山西	160 896.7 ± 71 406.4	119 883.1 ± 59 544.2	187 523.0 ± 65 655.8
陕西	170 645.4 ± 91 346.1	117 964.1 ± 67 694.9	216 346.4 ± 84 376.9
上海	194 126.7 ± 90 162.8	149 618.0 ± 77 088.8	209 948.7 ± 89 228.2
四川	121 478.9 ± 62 818.1	103 081.9 ± 58 232.0	150 066.5 ± 58 885.7
天津	150 163.0 ± 70 071.2	124 288.8 ± 64 770.3	174 348.1 ± 66 168.6
西藏	185 296.8 ± 91 602.1	144 611.0 ± 91 317.3	212 420.6 ± 82 298.9
新疆	152 009.4 ± 85 963.1	113 887.6 ± 63 043.8	186 807.2 ± 89 342.1
云南	118 259.8 ± 58 464.4	82 605.2 ± 47 734.4	139 128.9 ± 53 919.3
浙江	120 953.0 ± 58 850.9	93 877.1 ± 56 803.5	137 389.8 ± 53 791.4
重庆	143 176.9 ± 69 388.7	119 211.0 ± 78 736.8	159 965.4 ± 56 288.8

六、动脉瘤性蛛网膜下腔出血手术一次性医疗材料费情况

2021 年 HQMS 数据库 aSAH 开颅手术患者一次性医疗材料费平均为 23 191 元，介入手术一次性医疗材料费平均为 66 647 元。相比于 2020 年，2021 年的开颅手术一次性医疗材料费增加了 1.3%，介入手术一次性医疗材料费增加了 7.7%（图 2-2-8）。

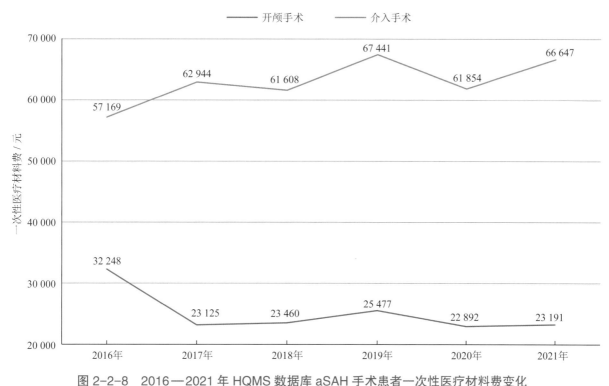

图 2-2-8　2016—2021 年 HQMS 数据库 aSAH 手术患者一次性医疗材料费变化

第二节　脑出血外科治疗医疗质量数据分析

一、脑出血外科治疗总体情况

针对脑出血单病种，根据国家卫生健康委员会发布的单病种质量控制指标，通过 HQMS 数据库统计了 2021 年全国各省级行政区（不含港、澳、台地区）共计 1810 所三级公立医院收治的脑出血患者 524 107 人次以及行脑出血手术的患者 115 981 人次。患者入院总人次前 5 位省级行政区分别为四川省（42 056 人次）、广东省（37 507 人次）、河南省（37 033 人次）、江苏省（36 270 人次）和山东省（33 321 人次）（表 2-2-4）；脑出血手术患者数量排名前 5 位省级行政区依次为河南省（9629 人次）、广东省（8972 人次）、山东省（8405 人次）、四川省（7614 人次）和河北省（7172 人次）（图 2-2-9）；脑出血患者手术率排名前 5 位省级行政区分别为陕西省（31.1%）、河北省（31.0%）、山西省（28.6%）、河南省（26.0%）和山东省（25.2%）。

统计 2017—2021 年 HQMS 数据库中各年度收治的脑出血患者人次和完成的手术数量，可见 2021 年三级公立医院收治的脑出血患者数量较 2020 年增加了 21.1%，2021 年脑出血手术患者数量（115 981 人次）较 2020 年（93 359 人次）也有较大的提升（图 2-2-10）。对于单病种诊疗数量的大幅提升，可能与 2019 年后各医院病案首页 ICD 诊断编码的填报覆盖率和准确率上升，以及新型冠状病毒感染疫情开放后患者就诊率显著提高有关。

表 2-2-4　2021 年 HQMS 数据库各省级行政区脑出血诊疗数量　　　〔单位：人次（%）〕

省级行政区	脑出血患者	手术患者	非手术患者
全国	524 107（100）	115 981（100）	408 126（100）
安徽	22 849（4.4）	5099（4.4）	17 750（4.3）
北京	7774（1.5）	1642（1.4）	6132（1.5）
福建	8694（1.7）	1933（1.7）	6761（1.7）
甘肃	7911（1.5）	1742（1.5）	6169（1.5）
广东	37 507（7.2）	8972（7.7）	28 535（7.0）
广西	19 078（3.6）	4299（3.7）	14 779（3.6）
贵州	11 092（2.1）	2614（2.3）	8478（2.1）
海南	4220（0.8）	809（0.7）	3411（0.8）
河北	23 162（4.4）	7172（6.2）	15 990（3.9）
河南	37 033（7.1）	9629（8.3）	27 404（6.7）
黑龙江	19 896（3.8）	4185（3.6）	15 711（3.8）
湖北	24 747（4.7）	5122（4.4）	19 625（4.8）
湖南	24 287（4.6）	5013（4.3）	19 274（4.7）
吉林	13 601（2.6）	2365（2.0）	11 236（2.8）
江苏	36 270（6.9）	6536（5.6）	29 734（7.3）
江西	15 050（2.9）	3277（2.8）	11 773（2.9）
辽宁	28 330（5.4）	4677（4.0）	23 653（5.8）
内蒙古	10 537（2.0）	1994（1.7）	8543（2.1）
宁夏	2313（0.4）	538（0.5）	1775（0.4）
青海	2354（0.4）	396（0.3）	1958（0.5）
山东	33 321（6.4）	8405（7.2）	24 916（6.1）
山西	11 260（2.1）	3223（2.8）	8037（2.0）
陕西	11 495（2.2）	3573（3.1）	7922（1.9）
上海	8149（1.6）	1819（1.6）	6330（1.6）
四川	42 056（8.0）	7614（6.6）	34 442（8.4）
天津	7416（1.4）	1317（1.1）	6099（1.5）
西藏	970（0.2）	229（0.2）	741（0.2）
新疆	7333（1.4）	1768（1.5）	5565（1.4）
云南	14 431（2.8）	3057（2.6）	11 374（2.8）
浙江	20 964（4.0）	5002（4.3）	15 962（3.9）
重庆	10 007（1.9）	1960（1.7）	8047（2.0）

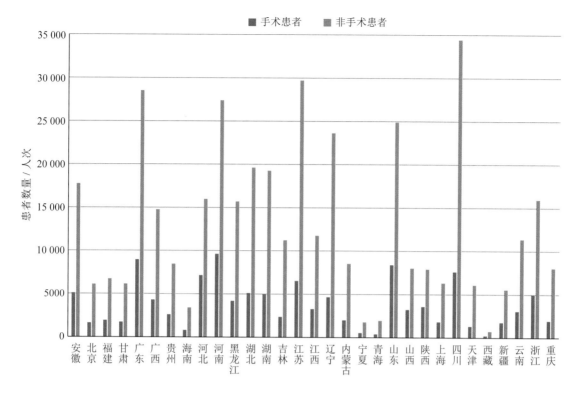

图 2-2-9 2021 年 HQMS 数据库各省级行政区手术和非手术脑出血患者数量

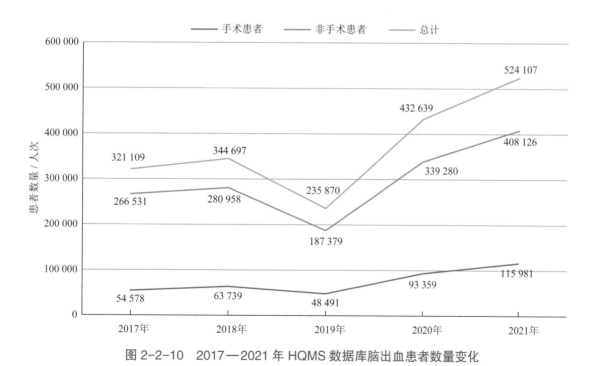

图 2-2-10 2017—2021 年 HQMS 数据库脑出血患者数量变化

二、手术患者疗效总体评价

2021 年 HQMS 数据库中脑出血手术患者的死亡率平均为 6.2%，与 2017—2020 年相比有所降低（图 2-2-11）。各省级行政区接受手术的脑出血患者中，北京市（15.3%）、新疆维吾尔自治区（14.4%）、上海市（12.9%）和辽宁省（12.9%）的住院死亡率较高（表 2-2-5），原因可能是这些地区收治了较多危重的脑出血患者，以及这些地区脑出血手术指征较为严格。

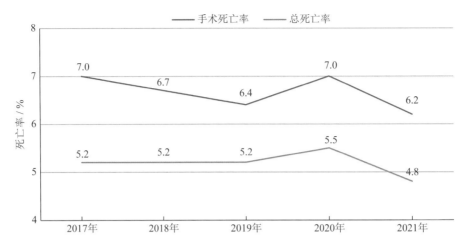

图 2-2-11 2017—2021 年 HQMS 数据库脑出血患者总死亡率和手术死亡率变化

表 2-2-5 2021 年 HQMS 数据库各省级行政区脑出血患者术后住院死亡率

省级行政区	手术患者 / 人次	术后住院死亡人数 / 例	死亡率 / %
安徽	5099	282	5.5
北京	1642	251	15.3
福建	1933	52	2.7
甘肃	1742	72	4.1
广东	8972	595	6.6
广西	4299	296	6.9
贵州	2614	128	4.9
海南	809	32	4.0
河北	7172	346	4.8
河南	9629	465	4.8
黑龙江	4185	434	10.4
湖北	5122	302	5.9
湖南	5013	129	2.6
吉林	2365	236	10.0
江苏	6536	180	2.8
江西	3277	93	2.8
辽宁	4677	603	12.9
内蒙古	1994	194	9.7
宁夏	538	29	5.4
青海	396	27	6.8
山东	8405	504	6.0
山西	3223	107	3.3
陕西	3573	310	8.7
上海	1819	234	12.9
四川	7614	468	6.1
天津	1317	93	7.1
西藏	229	14	6.1
新疆	1768	255	14.4
云南	3057	217	7.1
浙江	5002	131	2.6
重庆	1960	113	5.8

三、脑出血外科治疗医疗过程分析

2021 年 HQMS 数据库中脑出血患者平均住院时长为 17.0 d，与 2020 年相比略有减少，其中手术患者平均住院时长为 23.9 d，与 2020 年相比有所降低（图 2-2-12）。

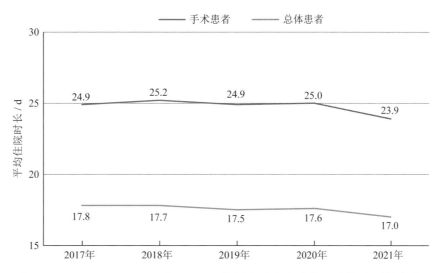

图 2-2-12　2017—2021 年 HQMS 数据库脑出血患者平均住院时长变化

四、脑出血外科治疗抗菌药物费用情况

2021 年 HQMS 数据库中脑出血患者手术后平均抗菌药物费用为 3546.8 元，2020 年为 3541.8 元，基本持平（图 2-2-13）。

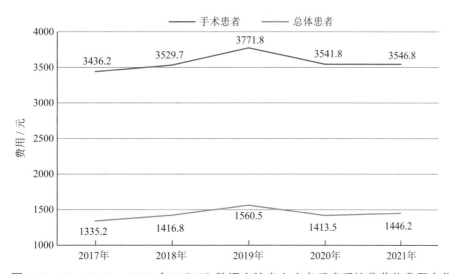

图 2-2-13　2017—2021 年 HQMS 数据库脑出血患者手术后抗菌药物费用变化

五、脑出血外科治疗卫生经济学情况分析

2021 年 HQMS 数据库脑出血患者总体次均住院费用为 38 799 元，相比 2020 年的 38 163 元，升高了 1.7%；手术患者次均住院费用为 86 264 元，相比 2020 年的 84 879 元，升高了 1.6%；未接受手术的患者次均住院费用为 25 310 元，相比 2020 年的 25 308 元，费用基本持平（图 2-2-14）。2021 年 HQMS 数据库各省级行政区脑出血患者次均住院费用情况见表 2-2-6。

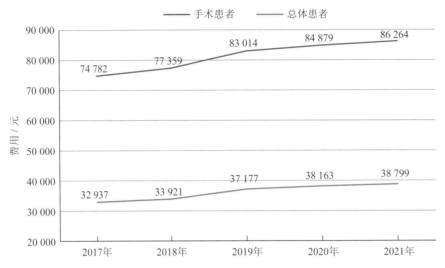

图 2-2-14 2017—2021 年 HQMS 数据库脑出血患者次均住院费用变化

表 2-2-6 2021 年 HQMS 数据库各省级行政区脑出血患者次均住院费用 （单位：元）

省级行政区	总体费用	手术患者费用	非手术患者费用
全国	38 798.5 ± 52 145.2	86 264.2 ± 66 517.1	25 309.7 ± 37 580.5
安徽	34 257.0 ± 49 688.5	82 604.7 ± 63 817.4	20 368.3 ± 33 823.4
北京	55 193.7 ± 65 199.9	119 851.4 ± 80 386.1	37 879.9 ± 47 333.8
福建	40 108.3 ± 53 178.4	90 341.9 ± 67 768.4	25 746.3 ± 37 365.5
甘肃	28 644.6 ± 42 088.4	62 312.5 ± 55 669.7	19 137.5 ± 31 407.5
广东	48 632.0 ± 64 770.1	102 401.7 ± 81 336.9	31 725.7 ± 47 322.2
广西	37 486.1 ± 49 147.2	78 736.4 ± 61 864.4	25 487.0 ± 36 959.9
贵州	42 594.1 ± 56 445.8	90 808.8 ± 69 375.8	27 728.1 ± 41 799.1
海南	43 077.4 ± 64 118.3	101 404.1 ± 85 665.7	29 243.9 ± 48 467.4
河北	48 256.0 ± 54 007.9	90 161.7 ± 62 491.7	29 460.0 ± 36 506.7
河南	42 675.0 ± 56 272.2	86 898.5 ± 68 541.8	27 136.1 ± 41 230.3
黑龙江	31 834.8 ± 38 519.6	73 100.2 ± 49 847.2	20 842.8 ± 25 353.8
湖北	38 237.1 ± 49 445.5	88 003.2 ± 61 802.8	25 248.4 ± 35 652.4
湖南	39 531.2 ± 52 217.3	89 900.7 ± 66 949.3	26 430.5 ± 37 930.3
吉林	35 548.0 ± 46 476.0	94 074.7 ± 60 529.1	23 229.0 ± 31 160.5
江苏	41 515.3 ± 55 339.9	100 735.0 ± 71 176.9	28 497.8 ± 41 010.4
江西	42 850.4 ± 56 762.0	89 783.2 ± 63 940.6	29 786.7 ± 46 874.6
辽宁	27 344.1 ± 40 176.9	75 182.3 ± 55 720.2	17 884.9 ± 27 884.7
内蒙古	28 403.9 ± 38 668.8	66 188.6 ± 52 324.1	19 584.6 ± 28 186.6
宁夏	33 501.6 ± 44 164.2	81 033.4 ± 60 632.5	19 094.8 ± 23 158.7
青海	34 264.2 ± 47 160.0	89 047.5 ± 72 010.0	23 184.5 ± 29 956.1

省级行政区	总体费用	手术患者费用	非手术患者费用
山东	40 414.9 ± 52 595.1	82 672.2 ± 64 629.5	26 160.1 ± 38 534.4
山西	39 752.3 ± 48 574.3	75 578.4 ± 57 974.9	25 385.3 ± 35 170.3
陕西	42 633.2 ± 53 925.2	81 755.1 ± 68 911.8	24 988.4 ± 32 807.9
上海	59 371.3 ± 75 616.9	136 189.0 ± 82 407.9	37 296.9 ± 56 808.6
四川	30 435.1 ± 40 738.1	76 292.8 ± 54 420.7	20 297.5 ± 28 357.8
天津	45 924.0 ± 57 547.7	102 465.2 ± 77 768.3	33 714.7 ± 43 385.0
西藏	42 991.8 ± 63 281.9	102 528.0 ± 87 288.5	24 592.6 ± 38 215.4
新疆	37 293.0 ± 51 591.4	79 904.4 ± 69 686.4	23 755.4 ± 34 712.5
云南	26 066.6 ± 37 635.2	53 680.7 ± 50 555.6	18 644.7 ± 29 159.8
浙江	38 022.6 ± 50 940.9	80 546.1 ± 58 730.6	24 697.1 ± 39 789.5
重庆	37 252.1 ± 47 341.8	88 267.2 ± 63 495.9	24 826.4 ± 31 893.4

第三节　烟雾病外科治疗医疗质量数据分析

烟雾病是一种病因不明，以双侧颈内动脉末端及大脑前动脉、大脑中动脉起始部慢性进行性狭窄或闭塞为特征，并继发颅底异常血管网形成的脑血管疾病。由于这种颅底异常血管网在脑血管造影图像上形似"烟雾"，故称为"烟雾病"。烟雾病在东亚国家高发，如中国、日本、韩国等。

烟雾病是我国青年卒中的重要原因之一，近年来逐渐受到神经外科的重视，针对烟雾病的脑血运重建术得以迅速发展，年手术量逐年升高。然而，关于烟雾病在我国的流行病学数据，目前国内的研究多为区域性研究或基于医疗保险数据库的研究，数据库覆盖人群不足，缺乏全国性的分析报告。

HQMS 数据库覆盖全国（不含港、澳、台地区）二级和三级医院，可以综合评价我国烟雾病患者的患病情况和地区差异性，以及开展脑血运重建术的医疗负担情况，对综合评估烟雾病疾病负担，防治青年卒中有重要意义。

一、医院质量监测系统数据库查询结果

（一）医院质量监测系统数据库查询标准

本次调查纳入 2021 年 1 月 1 日—2021 年 12 月 31 日 HQMS 数据库中主要诊断或其他诊断为烟雾病（ICD-10 编码为 I67.500）患者的所有医疗数据记录，按照患者身份信息进行查重，仅保留其第一次住院病案医疗记录以获得新发病例信息。此外，对于上述医疗数据，先选取其中行脑血运重建术的所有记录，再进行查重后保留首次行脑血运重建术的病案信息。人口基线数据源自国家统计局发布的官方数据（http://www.stats.gov.cn）。

纳入和排除标准方面，主要依据年龄、性别、住院 / 出院科室、住院时长进行数据审查，剔除不合理的数据。烟雾病首发临床症状分型方面，根据主要 / 其他诊断信息进行确认，具体分为癫痫型、出血型、梗死型以及短暂性脑缺血发作（transient ischemic attack，TIA）或其他型。烟雾病合并症方面，重点关注高血压、糖尿病、高脂血症、自身免疫性疾病以及先天性疾病情况。

（二）医院质量监测系统数据库查询结果

1. 2021 年烟雾病患者一般信息

在全国 1490 家医院中，共查询到 43 273 人次的烟雾病就诊病案，因实际住院时长异常、性别数据缺失、年龄值异常等原因，共剔除 92 例病案信息。最终纳入了符合要求的共计 43 181 人次烟雾病就诊病案信息。

2016—2018 年，烟雾病的年平均发病率为 1.138 / 10 万（95%CI 1.120～1.156 / 10 万），2021 年烟雾病的发病率远超 2016—2018 年，达到 3.059 / 10 万，呈现明显的上升趋势，这可能与医疗质量监测制度的完善和人群健康意识的提高有关（表 2-2-7）。

表 2-2-7　2016—2021 年 HQMS 数据库新发烟雾病患者数量与发病率情况

指标	2016 年	2017 年	2018 年	2021 年
新发患者数量 / 例	12 213	14 659	20 571	43 181
发病率 /（例 / 10 万）	0.883	1.055	1.474	3.059
95%CI	0.868～0.899	1.037～1.072	1.454～1.494	3.042～3.081

2021 年统计的 43 181 例烟雾病就诊患者中，男性患者 20 911 例，女性患者 22 270 例，男性的年平均发病率为 2.89 / 10 万（95%CI 1.04～1.08 / 10 万），女性的年平均发病率为 3.23 / 10 万（95%CI 1.19～1.25 / 10 万），整体上看，女性烟雾病发病率稍高于男性。从患者年龄分布上看，年龄<20 岁的患者共 1616 例，≥20 岁的患者共 41 565 例，20 岁以上人群的发病率明显高于 20 岁以下人群（图 2-2-15）。

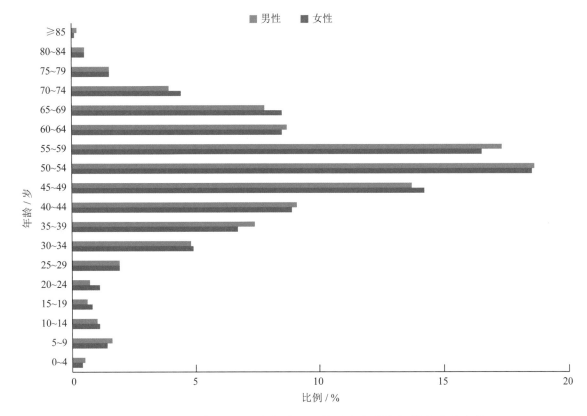

图 2-2-15　2021 年 HQMS 数据库不同性别和年龄段烟雾病发病率情况

2021 年，烟雾病患者首发临床症状分型情况如下：出血型共 10 186 例，占比 23.6%；梗死型共 20 181 例，占比 46.7%；癫痫型共 1765 例，占比 4.1%；TIA 或其他型共 11 049 例，占比 25.6%。相较 2016—2018 年，癫痫型与梗死型比例稍有增加。2021 年不同年龄段新发烟雾病患者首发临床症状分型数据见图 2-2-16。

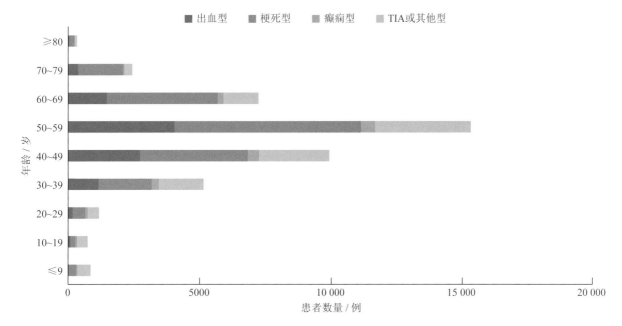

图 2-2-16　2021 年 HQMS 数据库新发烟雾病患者首发临床症状分型和年龄分组的关系

2. 2021 年烟雾病患者就诊医院地域差异和发病情况比较

2021 年 HQMS 系统中共有 1490 家医院上报了烟雾病患者资料，具体分布情况见表 2-2-8。总体来看，就诊医院的地域差异明显，以广东省（8.86%）、四川省（8.05%）和江苏省（6.38%）所占比例最高。

表 2-2-8　2021 年 HQMS 数据库各省级行政区新发烟雾病患者就诊医院分布情况

省级行政区	医院数量 / 家	比例 / %
安徽	64	4.30
北京	42	2.82
重庆	25	1.68
福建	41	2.75
甘肃	27	1.81
广东	132	8.86
广西	50	3.36
贵州	32	2.15
海南	14	0.94
河北	44	2.95
黑龙江	39	2.62
河南	83	5.57
湖北	69	4.63
湖南	62	4.16

续表

省级行政区	医院数量/家	比例/%
内蒙古	34	2.28
江苏	95	6.38
江西	49	3.29
吉林	24	1.61
辽宁	66	4.43
宁夏	7	0.47
青海	7	0.47
陕西	35	2.35
山东	84	5.64
上海	34	2.28
山西	31	2.08
四川	120	8.05
天津	18	1.21
西藏	3	0.20
新疆	35	2.35
云南	52	3.49
浙江	72	4.83

根据患者的身份信息和来源地，依照国家统计局发布的中国人口普查数据，计算各省级行政区的烟雾病粗发病率（因无患者身份信息，无法计算年龄、性别调整后的标准化发病率），具体结果见表2-2-9。其中，北京市（8.36%）、上海市（8.85%）和河南省（7.55%）的烟雾病粗发病率最高。

表 2-2-9　2021 年 HQMS 数据库各省级行政区新发烟雾病发病率情况

省级行政区	患者数量/例	粗发病率/（例/10万人·年）
安徽	2806	4.59
北京	1829	8.36
重庆	290	0.90
福建	883	2.11
甘肃	148	0.59
广东	3620	2.85
广西	996	1.98
贵州	503	1.30
海南	125	1.22
河北	1352	1.82
黑龙江	690	2.21
河南	7463	7.55
湖北	2873	4.93
湖南	851	1.28

续表

省级行政区	患者数量 / 例	粗发病率 /（例 / 10 万人·年）
内蒙古	322	1.34
江苏	2655	3.12
江西	2819	6.24
吉林	590	2.48
辽宁	723	1.71
宁夏	44	0.61
青海	11	0.18
陕西	449	1.14
山东	3828	3.76
上海	2205	8.85
山西	375	1.08
四川	939	1.12
天津	287	2.09
西藏	6	0.16
新疆	327	1.26
云南	1565	3.33
浙江	1607	2.46

注：按照患者就诊医院所在省级行政区进行统计。

3. 烟雾病患者临床合并症情况

根据 2021 年 HQMS 数据库信息，高血压（48.9%）、糖尿病（17.9%）、高脂血症（10.8%）是烟雾病患者中占比较高的合并症，且在梗死型中的比例均为最高。甲亢相关疾病（3.7%）与免疫系统疾病（0.3%）的占比不高。2021 年 HQMS 数据库烟雾病患者人口学信息和合并症具体数据见表 2-2-10。2021 年 HQMS 数据库新发烟雾病患者人均住院费用与 2016—2018 年相比基本持平（表 2-2-11）。

表 2-2-10 2021 年 HQMS 数据库烟雾病各临床症状分型患者的人口学信息和合并症情况

指标	出血型	梗死型	癫痫型	TIA 或其他型	总计
人口学信息					
患者数量 / 例（%）	10 186（23.6）	20 181（46.7）	1765（4.1）	11 049（25.6）	43 181（100）
平均年龄 / 岁	50.9 ± 11.2	53.0 ± 13.6	46.0 ± 15.4	46.1 ± 15.6	50.4 ± 14.0
儿童（≤14 岁）/ 例（%）	70（0.7）	361（1.8）	105（5.9）	790（7.1）	1326（3.1）
成人 / 例（%）	10 116（99.3）	19 820（98.2）	1660（94.1）	10 259（92.9）	41 855（96.9）
女性 / 例（%）	5620（55.2）	9764（48.4）	881（49.9）	6005（54.3）	22 270（51.6）
合并症 / 例（%）					
高血压	4527（44.4）	12 092（59.9）	814（46.1）	3691（33.4）	21 124（48.9）
糖尿病	886（8.7）	5233（25.9）	315（17.8）	1297（11.7）	7731（17.9）
高脂血症	573（5.6）	3065（15.2）	176（10.0）	857（7.8）	4671（10.8）
甲亢相关疾病	176（1.7）	969（4.8）	73（4.1）	373（3.4）	1591（3.7）
自身免疫性疾病	13（0.1）	88（0.4）	5（0.3）	32（0.3）	138（0.3）
先天性疾病	161（1.6）	365（1.8）	51（2.9）	196（1.8）	773（1.8）

表 2-2-11　2016—2018 年和 2021 年 HQMS 数据库新发烟雾病患者人均住院费用　　（单位：元）

	2016 年	2017 年	2018 年	2021 年
人均住院费用	16 438.3 （8913.3～42 899.2）	15 684.7 （8678.2～42 534.5）	16 217.0 （8965.4～46 177.9）	16 020.64 （8658.3～54 426.9）

二、烟雾病外科治疗医疗数据质量及展望

从世界范围来看，我国烟雾病发病率总体较高，充分利用 HQMS 数据库的信息，可以了解我国烟雾病发病率的整体情况以及地区差异。本次质量控制调查数据表明，以北京市和上海市为首，外加河南省和江西省，这 4 个省级行政区共同构成烟雾病的相对高发区域，整体上呈现聚集性分布。这对于未来针对烟雾病的病因学研究有重要的价值，对我国卒中尤其是青年卒中的防治有重要参考意义。

与 2016—2018 年相比，2021 年烟雾病的发病率明显上升，未来仍须持续评估烟雾病的综合诊疗水平。本次质量控制报告数据显示，不同年龄段的烟雾病患者临床症状分型和发病率差别较大，有一定的临床参考价值。

2021 年，烟雾病的医疗负担较前稍有降低，平均人均住院费用较 2018 年下降了 200 元左右，体现了医疗改革优化后医疗费用的降低。

本次医疗质量控制报告旨在描述我国烟雾病患者的流行病学和一般临床信息。未来的烟雾病医疗质量控制分析报告会进一步关注烟雾病外科干预的疗效和术后并发症情况，以明确外科干预相关的住院信息及各项费用指标，为将来进一步开展专项质量控制、修订临床路径和医保政策提供临床依据和数据基础。

（曹　勇，陈晓霖，王　嵘，张　谦）

第三章

颅脑创伤外科治疗医疗质量数据分析

一、颅脑创伤外科治疗总体情况

针对颅脑创伤单病种，根据国家卫生健康委员会发布的单病种质量控制指标，基于 HQMS 数据库，统计了 2021 年全国各省级行政区（不含港、澳、台地区）收治的颅脑创伤患者共计 1 579 909 例（表 2-3-1）。患者数量前 5 位的省级行政区分别为山东省（136 112 例）、河南省（131 724 例）、广东省（115 422 例）、四川省（99 627 例）和江苏省（84 109 例）。根据各省级行政区常驻人口标准化后的相对诊疗数量（北京市相对诊疗数量为 1）前 5 位分别为江西省（3.28）、云南省（3.16）、陕西省（3.16）、湖北省（3.15）和山东省（3.05）。

表 2-3-1　2021 年 HQMS 数据库各省级行政区颅脑创伤患者数量和相对诊疗数量

省级行政区	患者数量 / 例	总人口数 / 万人	相对诊疗数量	相对诊疗数量排名
安徽	64 963	6102	2.42	16
北京	9620	2189	1	31
福建	45 172	4154	2.47	15
甘肃	27 629	2502	2.51	14
广东	115 422	12 601	2.08	24
广西	62 099	5013	2.82	10
贵州	49 521	3856	2.92	7
海南	9777	1008	2.21	21
河北	78 562	7461	2.40	17
河南	131 724	9937	3.02	6
黑龙江	23 177	3185	1.66	27
湖北	80 063	5775	3.15	4
湖南	83 325	6644	2.85	9
吉林	19 768	2407	1.87	26
江苏	84 109	8475	2.26	19
江西	65 109	4519	3.28	1
辽宁	40 625	4259	2.17	22
内蒙古	22 523	2405	2.13	23

续表

省级行政区	患者数量 / 例	总人口数 / 万人	相对诊疗数量	相对诊疗数量排名
宁夏	9205	720	2.91	8
青海	6730	592	2.59	13
山东	136 112	10 153	3.05	5
山西	34 582	3492	2.25	20
陕西	54 979	3953	3.16	2
上海	14 810	2487	1.36	30
四川	99 627	8367	2.71	12
天津	9481	1387	1.56	28
西藏	2237	365	1.39	29
新疆	25 741	2585	2.27	18
云南	65 524	4721	3.16	3
浙江	78 553	6457	2.77	11
重庆	29 140	3205	2.07	25

注：各省级行政区人口数据来自《2021 中国统计年鉴》报告中的 2020 年末人口数；相对诊疗数量为收治患者数量 / 人口总数，再以北京为 1 计算。

二、颅脑创伤患者人口学特征

2021 年 HQMS 数据库颅脑创伤患者人口学特征如下：发病年龄呈"单峰"分布，发病高峰年龄段为 50～59 岁（图 2-3-1）；男性患者占比 66.8%，女性患者占比 33.2%，男性患者数量多于女性患者（图 2-3-2）；颅脑创伤患者平均年龄为 49.2 岁，各省级行政区颅脑创伤患者的平均年龄情况见图 2-3-3。

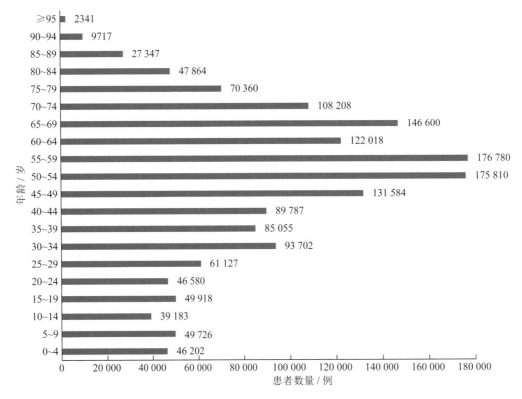

图 2-3-1　2021 年 HQMS 数据库颅脑创伤患者的年龄分布

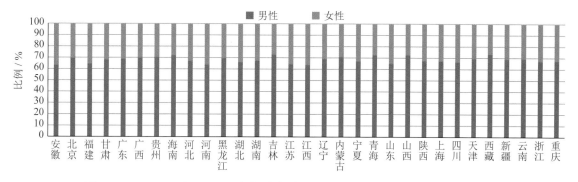

图 2-3-2　2021 年 HQMS 数据库各省级行政区颅脑创伤患者的性别分布

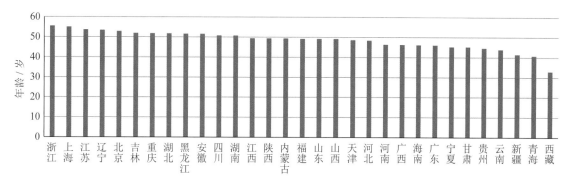

图 2-3-3　2021 年 HQMS 数据库各省级行政区颅脑创伤患者的平均年龄

三、颅脑创伤外科治疗疗效总体评价

2021 年 HQMS 数据库中颅脑创伤患者的平均死亡率为 2.5%，其中北京市（5.5%）、上海市（4.6%）、辽宁省（4.4%）、黑龙江省（4.3%）、吉林省（4.1%）等省级行政区颅脑创伤患者的死亡率较高（表 2-3-2）。2021 年 HQMS 数据库中颅脑创伤患者医嘱离院率为 80.0%，其中天津市（54.0%）、河北省（63.4%）、黑龙江省（67.9%）、辽宁省（68.1%）、贵州省（68.9%）等省级行政区的医嘱离院率较低（图 2-3-4）。

表 2-3-2　2021 年 HQMS 数据库各省级行政区颅脑创伤患者死亡情况

省级行政区	患者数量 / 例	死亡人数 / 例	死亡率 / %	省级行政区	患者数量 / 例	死亡人数 / %	死亡率 / %
安徽	64 963	1893	2.9	辽宁	40 625	1794	4.4
北京	9620	530	5.5	内蒙古	22 523	721	3.2
福建	45 172	671	1.5	宁夏	9205	161	1.7
甘肃	27 629	497	1.8	青海	6730	144	2.1
广东	115 422	3218	2.8	山东	136 112	4131	3.0
广西	62 099	1427	2.3	山西	34 582	796	2.3
贵州	49 521	777	1.6	陕西	54 979	1109	2.0
海南	9777	154	1.6	上海	14 810	682	4.6
河北	78 562	2077	2.6	四川	99 627	2750	2.8
河南	131 724	2945	2.2	天津	9481	384	4.1
黑龙江	23 177	990	4.3	西藏	2237	43	1.9
湖北	80 063	2335	2.9	新疆	25 741	730	2.8
湖南	83 325	834	1.0	云南	65 524	1110	1.7
吉林	19 768	803	4.1	浙江	78 553	1385	1.8
江苏	84 109	2067	2.5	重庆	29 140	803	2.8
江西	65 109	1653	2.5				

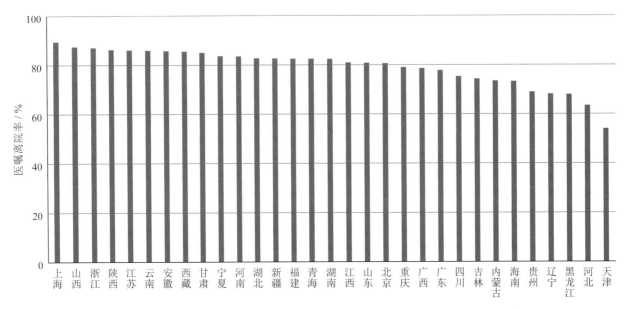

图 2-3-4　2021 年 HQMS 数据库各省级行政区颅脑创伤患者医嘱离院率

四、颅脑创伤医疗过程分析

2021 年 HQMS 数据库中颅脑创伤医疗过程情况如下：患者平均住院时长 12.9 d，其中新疆维吾尔自治区（9.7 d）、海南省（10.1 d）、广西壮族自治区（10.8 d）、西藏自治区（10.8 d）、云南省（11.0 d）的平均住院时长较短；辽宁省（15.8 d）、北京市（15.0 d）、山西省（14.5 d）、天津市（14.2 d）、重庆市（14.0 d）的平均住院时长较长（图 2-3-5）。

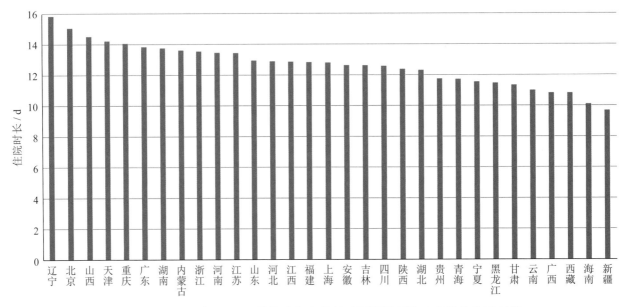

图 2-3-5　2021 年 HQMS 数据库各省级行政区颅脑创伤患者平均住院时长

五、颅脑创伤手术卫生经济学情况分析

2021 年 HQMS 数据库颅脑创伤手术患者人均住院总费用为 19 021.6 元，各省级行政区颅脑创伤手术患者人均住院总费用的情况不尽相同（表 2-3-3），其中北京市（44 881.1 元）人均住院总费用最高，其

次为上海市（41 861.0 元）和天津市（35 766.3 元）。

此外，2021 年 HQMS 数据库颅脑创伤患者平均抗菌药物费用为 1627.5 元，其中上海市（3861.3 元）最高（图 2-3-6）。各省级行政区颅脑创伤一次性医疗材料费用情况见图 2-3-7，可见大部分省级行政区的一次性医疗材料费用主要集中在手术方面，其次是治疗方面。一次性医疗材料平均费用最高的是北京市（21 566.3 元），其次为上海市（20 774.9 元）

表 2-3-3　2021 年 HQMS 数据库各省级行政区颅脑创伤患者人均住院总费用　　　　（单位：元）

省级行政区	人均住院总费用	省级行政区	人均住院总费用	省级行政区	人均住院总费用
安徽	16 449.2	湖北	18 280.0	陕西	14 967.5
北京	44 881.1	湖南	17 600.6	上海	41 861.0
福建	16 992.2	吉林	23 197.3	四川	16 839.7
甘肃	13 458.0	江苏	27 632.3	天津	35 766.3
广东	22 787.8	江西	18 902.0	西藏	20 532.1
广西	15 277.9	辽宁	19 677.2	新疆	14 778.5
贵州	16 618.5	内蒙古	15 428.4	云南	12 669.8
海南	17 912.5	宁夏	16 193.6	浙江	21 830.3
河北	19 318.2	青海	18 977.8	重庆	21 671.9
河南	16 631.6	山东	19 240.3		
黑龙江	19 490.9	山西	18 131.1		

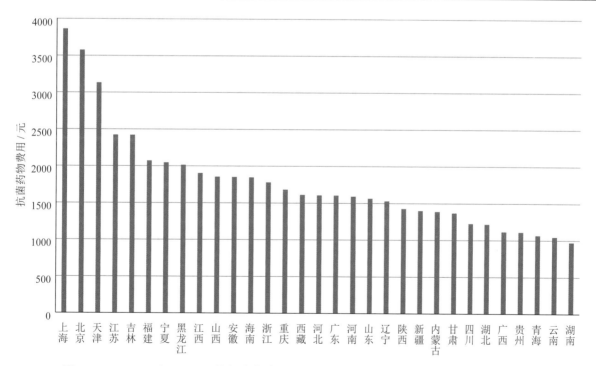

图 2-3-6　2021 年 HQMS 数据库各省级行政区颅脑创伤患者平均抗菌药物费用情况

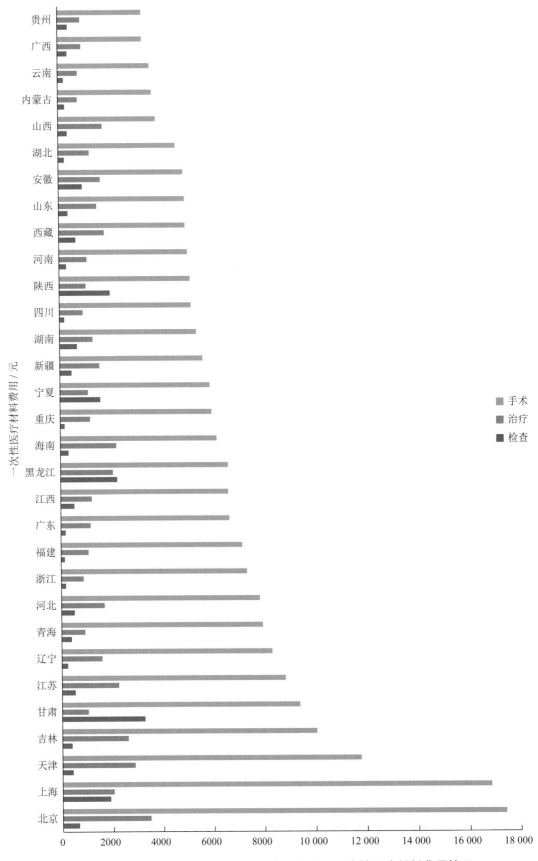

图 2-3-7　2021 年 HQMS 数据库各省级行政区一次性医疗材料费用情况

（高国一，刘伟明）

第三部分

神经重症专业医疗质量数据分析

第一章

基于国家医疗质量管理与控制信息网数据库的分析

第一节 神经重症资源配置分析

神经重症学科是神经科学与重症医学的交叉学科，临床诊疗对象是罹患神经系统疾病并存在或潜在器官功能障碍的重症患者，该患者群体具有高死亡率和高致残率的特点。神经加强监护病房（neurological intensive care unit，NCU）为收治神经重症患者的独立或非独立的加强监护病房（intensive care unit，ICU）。近年来，随着国家神经系统疾病医疗质量控制中心的发展，神经重症质量控制工作也逐步进入正规、高速发展阶段。国家神经系统疾病医疗质量控制中心神经重症疾病亚专业工作组通过国家医疗质量管理与控制信息网（national clinical improvement system，NCIS）数据库对神经重症医疗的相关数据进行逐年连续调查分析，旨在明确神经重症医疗资源和质量控制相关指标的现状和变化趋势，为我国神经重症医疗质量控制工作提供数据支撑。

2021年NCIS数据库中共有9372家医院上报信息，其中4159家医院设置有神经系统疾病相关科室（神经内科、神经外科、神经介入、神经重症其中之一即可），设有NCU的医院有670家（16.1%），共设置NCU单元883个。在设置有NCU的670家医院中，三级医院506家（75.5%），实际开放床位中位数为1497（1072～2379）张；二级医院162家（24.2%），实际开放床位中位数为700（510～951）张；未定级医院2家（0.3%），实际开放床位数分别为500张和1277张。

一、全国神经重症专业设置情况

作为一个新兴的亚专业，NCU在全国各地发展不均衡。对2021年NCIS数据库的调查结果显示，河南省、广东省、山东省、江苏省已设置NCU的医院数量均超过了40家，而宁夏回族自治区、吉林省、青海省、西藏自治区等地区设置NCU的医院数量均少于5家。各省级行政区（不含港、澳、台地区）设置NCU的医院情况见图3-1-1。设置NCU数量最多的省级行政区为河南省，共90家医院设置了108个NCU，NCU编制床位数共计1300张，平均每个NCU单元编制床位为12.0张；设置NCU医院数量最少的省级行政区为青海省和西藏自治区，均暂无NCU设置（表3-1-1）。

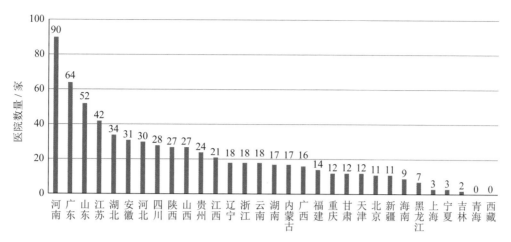

图 3-1-1 2021 年 NCIS 数据库各省级行政区设置 NCU 的医院数量

表 3-1-1 2021 年 NCIS 数据库各省级行政区 NCU 设置及人力资源情况

省级行政区	设置 NCU 医院 / 家	NCU / 个	NCU 编制床位 / 张	NCU 专职医师 / 人	NCU 护士 / 人
安徽	31	36	354	148	535
北京	11	15	212	109	208
福建	14	20	194	65	359
甘肃	12	17	183	125	333
广东	64	82	702	382	1390
贵州	24	30	353	148	509
海南	9	15	154	84	285
广西	16	23	228	154	461
河北	30	42	622	288	931
河南	90	108	1300	719	2135
湖南	17	29	317	173	553
山东	52	66	784	409	1257
陕西	27	37	425	223	674
重庆	12	20	245	75	336
黑龙江	7	8	51	23	117
湖北	34	46	596	266	960
吉林	2	4	131	15	279
江苏	42	59	623	277	970
江西	21	27	379	147	702
辽宁	18	22	251	104	397
内蒙古	17	24	248	183	448
宁夏	3	4	73	21	76
青海	0	0	0	0	0
山西	27	35	343	130	632
上海	3	4	41	37	56
四川	28	39	472	187	763
天津	12	14	145	58	225
新疆	11	14	144	68	239
云南	18	24	184	117	386
浙江	18	19	260	82	574
西藏	0	0	0	0	0
合计	670	883	10 014	4817	16 790

神经重症学科作为一个临床亚专科，NCU目前的命名尚不统一。2021年参与NCIS数据库调查的883个NCU单元中，神经外科ICU有392个，占比最高（44.4%）；其次为神经内科ICU，共321个，占比36.4%；神经ICU/脑重症医学科共170个，占比19.2%。另外，NCU的归属情况也较复杂，其中672个NCU为独立科室，占比76.1%；156个NCU归属神经科相关科室，占比17.7%；42个NCU归属重症医学科，占比4.8%；13个NCU归属其他，占比1.5%（表3-1-2）。

表3-1-2　2021年NCIS数据库NCU归属情况　　　　　　［单位：个（%）］

	神经内科ICU	神经外科ICU	神经ICU/脑重症医学科	合计
NCU数量	321（36.4）	392（44.4）	170（19.2）	883（100）
独立设置NCU	261（81.3）	289（73.7）	122（71.8）	672（76.1）
归属神经科相关科室	49（15.3）	88（22.4）	19（11.2）	156（17.7）
归属重症医学科	8（2.5）	12（3.1）	22（12.9）	42（4.8）
归属其他	3（0.9）	3（0.8）	7（4.1）	13（1.5）

二、神经重症人力资源配置情况

（一）神经重症监护病房医师人力资源情况

由于国内NCU成立相对较晚，归属不一，人力资源相对不足（特别是专职医师不足），并且医师学科背景不统一，导致对相关从业人员的技术、技能培训有所欠缺。对2021年NCIS数据库的调查显示，共680个（77.0%）NCU单元设置有专职医师，共4817人，平均每个NCU单元有专职医师7人，NCU医师床位比平均为0.45，较2020年NCU医师床位比平均值（0.66）有所下降。尚有203个（23.0%）NCU单元未设置专职医师。各省级行政区NCU专职医师数量见表3-1-1，各省级行政区NCU医师床位比见图3-1-2。

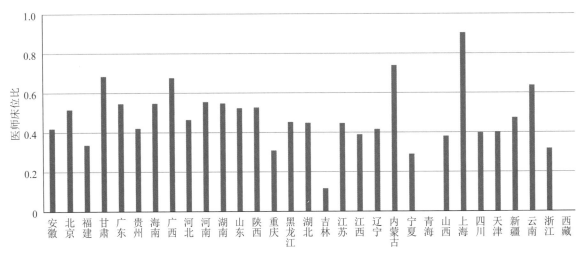

图3-1-2　2021年NCIS数据库各省级行政区NCU医师床位比

参与2021年NCIS调查的4817名NCU专职医师中，医师专科执业背景如下：神经内科1859人（38.6%）、神经外科1702人（35.3%）、重症医学875人（18.2%）、麻醉学33人（0.7%）、急诊医学137人（2.8%）、其他211人（4.4%）（表3-1-3）。

表 3-1-3　2021 年 NCIS 数据库 NCU 专职医师执业背景情况　　　　　　　　　［单位：人（%）］

执业背景	神经内科 NCU	神经外科 NCU	神经 NCU / 脑重症医学科	合计
重症医学	293（15.7）	268（14.6）	314（28.2）	875（18.2）
神经内科	1416（75.8）	104（5.7）	339（30.5）	1859（38.6）
神经外科	46（2.5）	1353（73.7）	303（27.2）	1702（35.3）
麻醉学	9（0.5）	12（0.7）	12（1.1）	33（0.7）
急诊医学	40（2.1）	38（2.1）	59（5.3）	137（2.8）
其他	63（3.4）	62（3.4）	86（7.7）	211（4.4）
合计	1867（100）	1837（100）	1113（100）	4817（100）

　　对 2021 年 NCIS 数据库的调查显示，NCU 专职医师的职称方面，高级职称 1815 人（37.7%），中级职称 1859 人（38.6%）、初级职称及以下 1143 人（23.7%）；在学历方面，博士 499 人（10.4%），硕士 2167 人（45.0%），学士 2054 人（42.6%）；在年龄方面，30～39 岁年龄段的医师最多，有 2351 人（48.8%），有 498 名医师（10.3%）的年龄≥50 岁（图 3-1-3）。

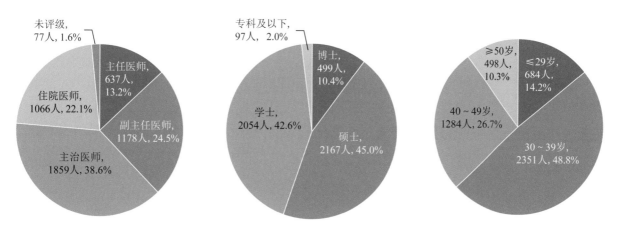

图 3-1-3　2021 年 NCIS 数据库 NCU 专职医师职称、学历及年龄分布

　　对 2021 年 NCIS 数据库的调查显示，有 506 个 NCU 设置了主任或专门的科室负责人，尚有 377 个 NCU 未设置主任或专门的科室负责人。在已设置科室负责人的 506 个 NCU 中，主任或科室负责人的职称为主任医师的有 268 个（53.0%），职称为副主任医师的有 219 个（43.3%），职称为主治医师的有 16 个（3.2%），职称为住院医师的有 1 个（0.2%），职称为其他的有 2 个（0.4%）；主任或科室负责人的学历为博士的有 121 个（23.9%），学历为硕士的有 180 个（35.6%），学历为学士的有 203 个（40.1%），学历为专科及以下的有 2 个（0.4%）。

（二）神经重症监护病房护士人力资源情况

　　2021 年 NCIS 数据库调查显示，NCU 专职护士共 16 790 人，护士床位比平均值为 1.67，较 2020 年（1.84）有所下降，各省级行政区 NCU 护士床位比详见图 3-1-4。

　　专职 NCU 护士中，主任护师 155 人（0.9%），副主任护师 622 人（3.7%），中级职称 5012 人（29.9%），初级职称 9916 人（59.1%），未评级 1085 人（6.5%）；学历方面，硕士及以上 259 人（1.5%），学士 9041 人（53.8%），专科及以下 7490 人（44.6%）；年龄方面，≤29 岁 8379 人（49.9%），30～39 岁 7051 人（42.0%），40～49 岁 1193 人（7.1%），≥50 岁 167 人（1.0%）。NCU 护士人力资源情况详见图 3-1-5。

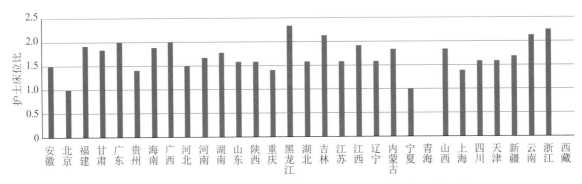

图 3-1-4　2021 年 NCIS 数据库各省级行政区 NCU 护士床位比

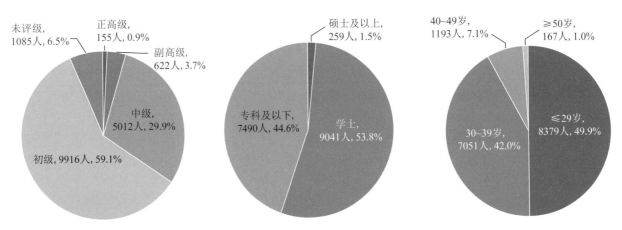

图 3-1-5　2021 年 NCIS 数据库 NCU 护士职称、学历及年龄分布

三、神经重症医学设备配置情况

NCU 对医疗设备、设施的要求高，除配置监护仪、呼吸机、血滤机等 ICU 通用的仪器外，神经系统特有的监测设备，如有创颅内压监测仪、脑电图仪、经颅多普勒超声等也需配置。2021 年 NCIS 数据库各省级行政区 NCU 设备、设施配置情况见表 3-1-4。

表 3-1-4　2021 年 NCIS 数据库各省级行政区 NCU 设备配置情况　　　　　（单位：台）

省级行政区	经颅多普勒超声	脑电图仪	有创颅内压监测仪	普通冰毯机	包裹式体表降温设备	血管内降温设备	移动 CT
安徽	14	22	40	72	5	0	1
北京	13	20	53	48	7	1	0
福建	9	14	29	41	8	0	1
甘肃	9	11	16	38	8	0	0
广东	52	65	120	196	42	1	6
贵州	30	53	86	73	16	0	0
海南	4	8	20	24	7	0	0
广西	11	14	49	63	4	0	0
河北	20	25	66	104	21	0	0

省级行政区	经颅多普勒超声	脑电图仪	有创颅内压监测仪	普通冰毯机	包裹式体表降温设备	血管内降温设备	移动 CT
河南	92	151	100	295	78	5	2
湖南	13	27	38	72	24	1	0
山东	20	34	110	218	33	3	2
陕西	14	27	57	111	17	1	5
重庆	18	54	23	32	4	1	0
黑龙江	6	8	3	16	6	0	0
湖北	43	37	43	13	50	1	3
吉林	5	4	10	42	0	0	2
江苏	33	51	125	163	36	7	4
江西	8	23	29	69	3	0	1
辽宁	12	8	3	23	4	0	0
内蒙古	16	25	19	45	2	0	4
宁夏	0	4	9	13	2	2	0
青海	0	0	0	0	0	0	0
山西	21	45	20	81	5	0	2
上海	3	11	11	8	0	0	1
四川	19	35	66	91	15	1	3
天津	4	5	57	50	0	0	1
新疆	8	13	16	34	2	1	2
云南	15	30	13	46	6	0	0
浙江	5	6	48	33	4	1	1
西藏	0	0	0	0	0	0	0
合计	517	830	1279	2114	409	26	41

注：表中数据为不同省级行政区（不含港、澳、台地区）配置设备的总数。

第二节　神经重症专业质量安全情况分析

一、病情评估类指标

对 2021 年 NCIS 数据库分析显示，在病情评估类质量控制指标方面，意识水平评估、镇痛镇静评估、静脉血栓栓塞（venous thromboembolism，VTE）评估及机械预防等指标的执行率均值均在 50% 以上；疑似有颅内压升高并使用颅内压监测率、谵妄评估等指标的执行率相对较低，需进一步提高；在高渗透治疗的规范使用方面，仍存在一定不足。疑似有颅内压升高并使用颅内压监测率、应用血管活性药物并使用有创监测率、镇痛治疗评估率等指标较2020年有所升高（图3-1-6）。

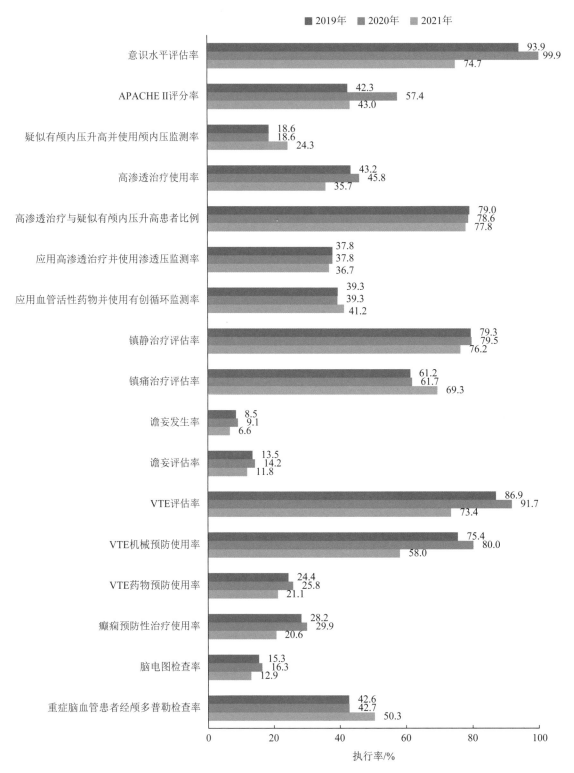

APACHE II—急性生理学及慢性健康状况评分系统。

图 3-1-6　2019—2021 年 NCIS 数据库神经重症质量控制指标执行率（病情评估类）

二、医院感染控制、脱机拔管及重返类指标

在医院感染控制、脱机拔管及重返类指标方面，抗菌药物治疗前病原学送检率、机械通气患者脱机拔管相关评估率等指标的执行率均值均在 50% 以上；2021 年气管插管拔管后 48 h 内再插管率、格拉斯哥昏迷评分（Glasgow coma scale，GCS）≤8 分患者人工气道保有率较 2020 年略有降低，说明在气道管理方面，神经重症医师倾向于提高运行效率；转出 NCU 后非计划 24 h 内重返率较 2020 年降低（图 3-1-7）。

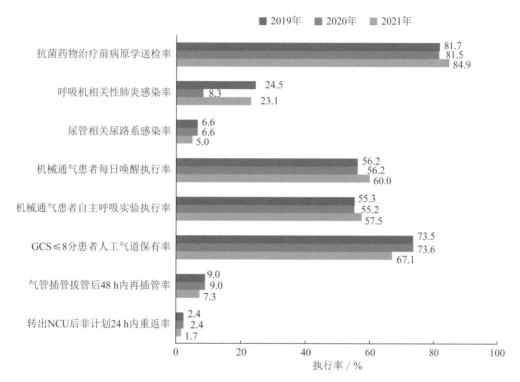

图 3-1-7 2019—2021 年 NCIS 数据库神经重症质量控制指标（感染控制、脱机拔管及重返指标）

（徐珊珊，张琳琳，周建新）

第二章
基于医院质量监测系统数据库的分析

本节数据来源于 2017—2021 年 HQMS 数据库，根据病历首页中主要诊断的 ICD 编码，对我国 31 个省级行政区（不含港、澳、台地区）三级公立医院 NCU 收治的脑血管病等神经系统疾病患者医疗质量数据进行提取分析。

第一节　神经重症服务体量分析

一、神经重症患者数量情况

2017—2019 年 HQMS 数据库中三级公立医院 NCU 收治患者数量呈逐年增长趋势，2020 年收治患者数量较前呈下降趋势。2021 年 HQMS 数据库中三级公立医院 NCU 收治患者 329 941 例，较 2020 年增多，其中男性 206 903 例，占比 62.7%（表 3-2-1、图 3-2-1）。

表 3-2-1　2017—2021 年 HQMS 数据库三级公立医院 NCU 收治患者数量　　　　　　　　［单位：例（%）］

年份	患者数量	男性	女性	其他
2017 年	313 504（18.3）	191 465（61.1）	117 356（37.4）	4683（1.5）
2018 年	354 813（20.7）	216 662（61.1）	133 008（37.5）	5143（1.4）
2019 年	424 373（24.8）	262 697（61.9）	159 874（37.7）	1802（0.4）
2020 年	288 737（16.9）	181 477（62.9）	106 459（36.9）	801（0.2）
2021 年	329 941（19.3）	206 903（62.7）	122 680（37.2）	358（0.1）
合计	1 711 368（100）	1 059 204（61.9）	639 377（37.4）	12 787（0.7）

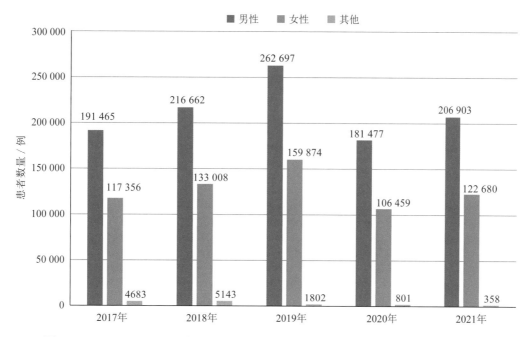

图 3-2-1　2017—2021 年 HQMS 数据库三级公立医院 NCU 收治患者性别情况

二、神经重症患者年龄情况

2021 年 HQMS 数据库中三级公立医院 NCU 收治患者平均年龄为（58.5±19.9）岁，较 2020 年收治患者的平均年龄更高（表 3-2-2）。

表 3-2-2　2017—2021 年 HQMS 数据库三级公立医院 NCU 收治患者年龄情况　　　（单位：岁）

年份	$\bar{x} \pm s$	$M（P_{25} \sim P_{75}）$
2017 年	61.9 ± 21.4	66.0（52.0～77.0）
2018 年	62.0 ± 21.3	66.0（53.0～77.0）
2019 年	62.4 ± 21.1	67.0（53.0～77.0）
2020 年	57.3 ± 20.6	61.0（48.0～72.0）
2021 年	58.5 ± 19.9	62.0（50.0～72.0）
2017—2021 年	60.4 ± 20.9	64.4（51.2～75.0）

三、各省级行政区收治神经重症患者数量情况

2021 年，HQMS 数据库中各省级行政区三级公立医院 NCU 收治患者数量见图 3-2-2，收治患者数量前 3 位为河南省、四川省和江苏省。

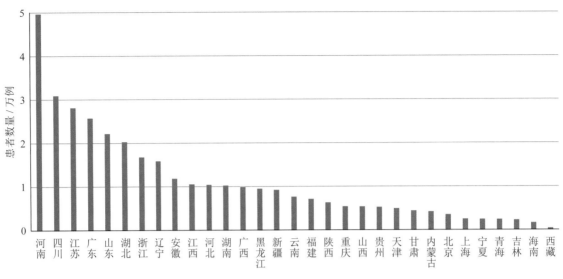

图 3-2-2 2021 年 HQMS 数据中各省级行政区三级公立医院 NCU 收治患者数量

四、神经重症患者诊疗费用情况

2017—2021 年，HQMS 数据库中三级公立医院 NCU 收治患者平均住院总费用为 59 480.4 元。合并统计实验室、影像学及临床诊断项目费，合并统计检查、治疗及手术用一次性医疗材料费，合并统计一般医疗服务及治疗操作费，合并统计血液制品、蛋白类、凝血因子及细胞因子费，合并统计中成药及中草药费，患者住院费用构成情况见表 3-2-3，住院费用构成比见图 3-2-3。2021 年 NCU 收治患者住院总费用前 3 位为西药费，实验室、影像学及临床诊断项目费，检查、治疗及手术用一次性医疗材料费。

表 3-2-3 2017—2021 年 HQMS 数据库三级公立医院 NCU 收治患者住院费用情况 （单位：元）

费用类别	2017 年	2018 年	2019 年	2020 年	2021 年
西药费	16 549.3	15 382.7	17 040.2	16 627.6	16 354.8
实验室、影像学及临床诊断项目费	10 175.2	10 917.7	12 213.8	11 402.0	11 602.9
检查、治疗及手术用一次性医疗材料费	8728.0	9247.2	10 571.4	11 810.7	12 558.8
一般医疗服务及治疗操作费	7135.9	7684.4	8021.4	7594.9	7379.1
抗菌药物费	3027.5	2944.2	3339.6	2498.7	2450.1
护理费	2441.8	2753.4	2865.3	2972.0	2872.2
手术治疗费	1637.0	1906.0	2280.1	3288.4	3191.2
血液制品、蛋白类、凝血及细胞因子费	1182.5	1170.4	1378.0	947.3	903.5
中成药及中草药费	747.0	658.1	619.6	489.1	571.2
康复费	268.2	336.1	403.3	453.4	513.6
平均住院总费用	54 210.3	55 431.1	60 989.7	63 946.7	62 824.3

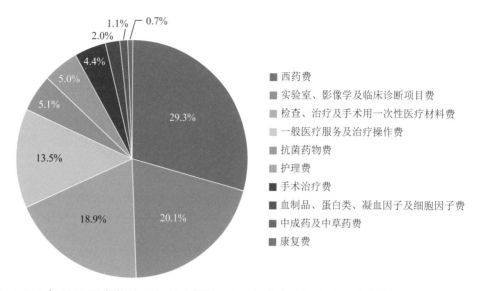

图 3-2-3　2017—2021 年 HQMS 数据库三级公立医院 NCU 收治患者住院费用构成情况

五、神经重症患者转归情况

2017—2021 年，HQMS 数据库三级公立医院 NCU 收治患者的平均住院时长为 17.1 d。2017—2021 年 NCU 收治患者的离院方式见表 3-2-4，其中 2021 年三级公立医院 NCU 收治患者的医嘱离院率为 54.0%，医嘱转院率为 5.0%，非医嘱离院率为 28.1%，死亡率为 10.2%。相较 2017 年（36.6%）、2018 年（35.6%）、2019 年（36.7%）和 2020 年（38.5%），2021 年 NCU 收治患者的不良转归率（死亡与非医嘱离院占所有离院方式的比例）仍较高，为 38.3%，可能与新型冠状病毒感染疫情有关，未来仍须重点关注。

表 3-2-4　2017—2021 年 HQMS 数据库三级公立医院 NCU 收治患者离院方式　　［单位：例（%）］

离院方式	2017 年 （313 504 例）	2018 年 （354 813 例）	2019 年 （424 373 例）	2020 年 （288 737 例）	2021 年 （329 941 例）
医嘱离院	173 208（55.2）	200 734（56.6）	235 563（55.5）	156 186（54.1）	178 278（54.0）
医嘱转院	6659（2.1）	8015（2.3）	13 033（3.1）	12 470（4.3）	16 596（5.0）
非医嘱离院	77 482（24.7）	86 139（24.3）	107 857（25.4）	78 778（27.3）	92 636（28.1）
死亡	37 192（11.9）	39 978（11.3）	48 104（11.3）	32 271（11.2）	33 692（10.2）
其他	18 963（6.0）	19 947（5.6）	19 816（4.7）	9032（3.1）	8739（2.6）

2021 年 HQMS 数据库三级公立医院 NCU 收治患者中共计 33 692 例死亡，死亡率为 10.2%，在死亡患者中，1233 例进行了尸检，占比 3.7%（图 3-2-4）。

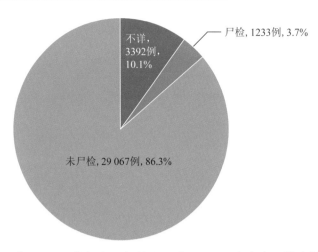

图 3-2-4　2021 年 HQMS 数据库三级公立医院 NCU 死亡患者尸检比例

六、神经重症患者的有创操作情况

NCU 常见有创操作有气管内插管、深静脉穿刺、机械通气、气管切开及连续性肾脏替代治疗等。2021 年 HQMS 数据库中三级公立医院 NCU 进行气管内插管 86 553 例,深静脉穿刺 70 214 例,机械通气 71 382 例,气管切开 18 710 例,连续性肾脏替代治疗 4652 例(图 3-2-5)。2017—2021 年,NCU 内人工气道建立(含气管内插管和气管切开)一直为首位有创操作,其次为深静脉穿刺和机械通气,而连续性肾脏替代治疗需求持续较低,详见表 3-2-5 和图 3-2-6。

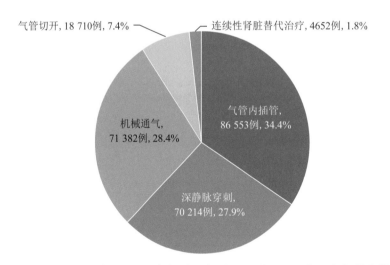

图 3-2-5　2021 年 HQMS 数据库三级公立医院 NCU 常见有创操作情况

表 3-2-5　2017—2021 年 HQMS 数据库三级公立医院 NCU 常见有创操作情况　　　　　　［单位:例(%)］

	2017 年 (313 504 例)	2018 年 (354 813 例)	2019 年 (424 373 例)	2020 年 (288 737 例)	2021 年 (329 941 例)
气管内插管	32 884(10.5)	47 284(13.3)	75 989(17.9)	63 542(22.0)	86 553(26.2)
深静脉穿刺	16 737(5.3)	37 483(10.6)	70 176(16.5)	52 868(18.3)	70 214(21.3)
机械通气	15 048(4.8)	30 389(8.6)	56 492(13.3)	52 934(18.3)	71 382(21.6)
连续性肾脏替代治疗	972(0.3)	3022(0.9)	7384(1.7)	25 24(0.9)	4652(1.4)
气管切开	11 117(3.6)	14 027(3.9)	20 908(4.9)	15 141(5.2)	18 710(5.7)

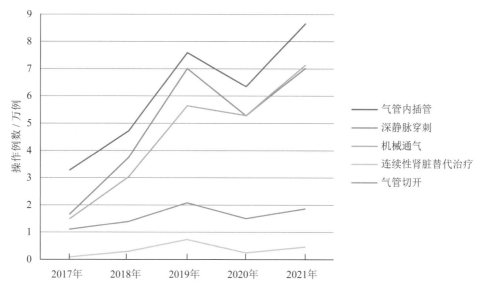

图 3-2-6　2017—2021 年 HQMS 数据库三级公立医院 NCU 常见有创操作情况

第二节　神经重症重点疾病及有创操作情况分析

一、神经重症重点疾病主要诊断情况

2021 年 HQMS 数据库中三级公立医院 NCU 收治患者的主要诊断第 1 位为脑出血，共计 82 293 例，占收治患者总数的 24.9%，第 2 位和第 3 位主要诊断分别为脑梗死和颅内损伤。主要诊断情况见表 3-2-6 和图 3-2-7。

表 3-2-6　2021 年 HQMS 数据库三级公立医院 NCU 收治患者主要诊断情况（前 20 位）

排序	ICD-10 编码	诊断名称	患者数量 / 例	比例 / %
1	I61	脑出血	82 293	24.9
2	I63	脑梗死	69 333	21.0
3	S06	颅内损伤	61 253	18.6
4	I60	蛛网膜下出血	20 315	6.2
5	G93	脑的其他疾患	11 749	3.6
6	G40	癫痫	6377	1.9
7	G45	TIA 和相关的综合征	6058	1.8
8	I67	其他脑血管病	5865	1.8
9	I62	其他非创性颅内出血	4812	1.5
10	G41	癫痫状态	4447	1.3
11	I69	脑血管病后遗症	3497	1.1
12	G04	脑炎、脊髓炎和脑脊髓炎	2570	0.8
13	S02	颅骨和面部骨折	2468	0.7

续表

排序	ICD-10 编码	诊断名称	患者数量 / 例	比例 / %
14	R40	木僵、嗜睡和昏迷	2417	0.7
15	S14	颈部水平的神经和脊髓损伤	2367	0.7
16	A86	病毒性脑炎	2307	0.7
17	C71	大脑星形细胞瘤	2146	0.7
18	G06	颅内和脊柱内脓肿及肉芽肿	1964	0.6
19	G47	睡眠障碍	1778	0.5
20	D32	脑脊膜良性肿瘤	1748	0.5

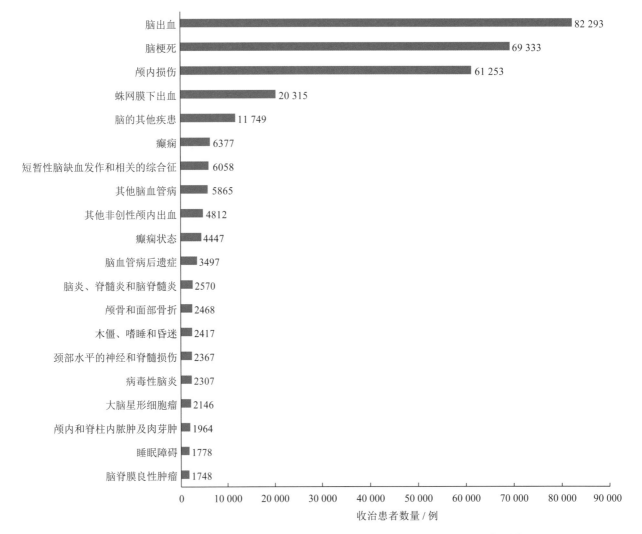

图 3-2-7　2021 年 HQMS 数据库三级公立医院 NCU 收治患者主要诊断情况

二、神经重症重点病种情况

（一）神经重症重点病种患者人口学特征

在 2021 年 HQMS 数据库中，三级公立医院 NCU 常见且具有专科特点的疾病主要有脑出血、脑梗死、颅脑损伤和蛛网膜下腔出血。以这 4 种诊断为主要诊断的患者基本情况见表 3-2-7。

表 3-2-7　2021 年 HQMS 数据库三级公立医院 NCU 收治重点病种患者人口学特点

指标	脑出血	脑梗死	颅脑损伤	蛛网膜下腔出血
患者数量 / 例（%）	82 293（24.9）	69 333（21.0）	61 253（18.6）	20 315（6.2）
平均年龄 / 岁	61.4 ± 14.1	68.6 ± 12.7	53.6 ± 20.3	60.5 ± 13.6
性别 / 例（%）				
男	53 964（65.6）	41 940（60.5）	44 423（72.5）	8413（41.4）
女	28 252（34.3）	27 281（39.3）	16 819（27.5）	11 891（58.5）
其他	77（0.1）	112（0.2）	11（0.0）	11（0.1）

以上数据显示，蛛网膜下腔出血的女性患者更多，占比 58.5%，而脑出血、脑梗死和颅脑损伤这 3 类疾病均以男性患者为主。脑出血、脑梗死、颅脑损伤和蛛网膜下腔出血这 4 类主要诊断人群的年龄构成见图 3-2-8。

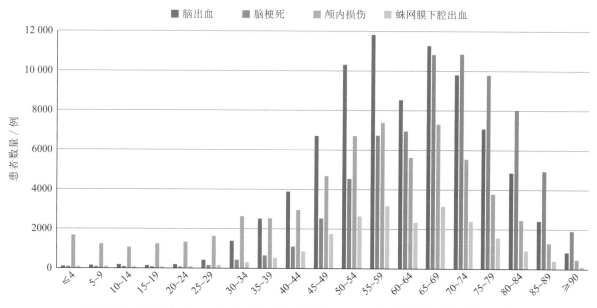

图 3-2-8　2021 年 HQMS 数据库三级公立医院 NCU 收治重点病种患者年龄情况

（二）神经重症重点病种卫生经济学及结局指标

2021 年 HQMS 数据库三级公立医院 NCU 收治的脑出血、脑梗死、颅脑损伤和蛛网膜下腔出血这 4 种疾病患者中，脑梗死患者的平均住院时长最短（12.6 d），颅脑损伤患者的最长（20.5 d）；蛛网膜下腔出血患者平均住院总费用最高（101 040.4 元）；颅脑损伤患者的住院死亡率最高（20.5%），脑梗死患者的住院死亡率最低（7.4%）；颅脑损伤患者尸检比例最高（7.8%）（表 3-2-8）。

表 3-2-8 2021 年 HQMS 数据库三级公立医院 NCU 收治重点病种患者卫生经济学及结局指标

指标	脑出血 （82 293 例）	脑梗死 （69 333 例）	颅脑损伤 （61 253 例）	蛛网膜下腔出血 （20 315 例）
平均住院时长 / d	17.2	12.6	20.5	14.6
中位住院时长 / d	11.0（3.0~23.0）	9.0（4.0~15.0）	12.0（3.0~25.0）	10.0（2.0~20.0）
平均住院总费用 / 元	63 280.8	50 203.2	74 328.8	101 040.4
死亡 / 例（%）	9266（11.3）	5097（7.4）	12 573（20.5）	21 149（10.4）
死亡后尸检患者 / 例（%）	76（0.8）	35（0.7）	985（7.8）	18（0.9）
31 d 重返计划 / 人次（%）	76 387（92.8）	65 565（94.6）	57 065（93.2）	19 135（94.2）
离院方式 / 例（%）				
医嘱离院	36 543（44.4）	38 419（55.4）	28 985（47.3）	9899（48.7）
医嘱转院	4217（5.1）	3742（5.4）	3078（5.0）	1142（5.6）
非医嘱离院	29 775（36.2）	20 364（29.4）	15 185（24.8）	6619（32.6）
死亡	9266（11.3）	5097（7.4）	12 573（20.5）	2114（10.4）
其他	2492（3.0）	1711（2.4）	1432（2.4）	541（2.7）

对 2021 年 HQMS 数据库中三级公立医院 NCU 收治的重症蛛网膜下腔出血患者进行重点分析。在住院时长方面，未明确的颅内动脉瘤破裂导致蛛网膜下腔出血（浆果动脉瘤破裂先天性、蛛网膜下出血）患者住院时长最短（12.6 d），大脑中动脉瘤破裂导致蛛网膜下腔出血患者的住院时长较长（20.2 d）。在住院费用方面，椎动脉瘤破裂导致蛛网膜下腔出血患者平均住院总费用最高（150 935.3 元）。在住院死亡率方面，椎动脉瘤破裂导致蛛网膜下腔出血患者的住院死亡率最高（15.8%），后交通动脉瘤破裂导致蛛网膜下腔出血患者的住院死亡率较低（6.0%）；后交通动脉瘤破裂导致蛛网膜下腔出血患者的尸检比例最高（1.4%）（表 3-2-9）。

表 3-2-9 2021 年 HQMS 数据库三级公立医院重症蛛网膜下腔出血 8 类亚型患者卫生经济学及结局指标

指标	I60.0 （1045 例）	I60.1 （2122 例）	I60.2 （3239 例）	I60.3 （2464 例）	I60.4 （549 例）	I60.5 （322 例）	I60.6 （675 例）	I60.7 （2737 例）
女性 / 例（%）	740（70.8）	1202（56.6）	1536（47.4）	1953（79.3）	308（56.1）	139（43.2）	438（64.9）	1726（63.1）
平均住院时长 / d	15.8	20.2	18.1	18.8	13.7	15.3	15.4	12.6
中位住院时长 / d	12.0 （4.0~20.0）	15.0 （5.0~25.0）	14.0 （6.0~23.0）	15.0 （8.0~23.0）	8.0 （2.0~18.0）	11.0 （3.0~21.0）	11.0 （4.0~22.0）	8.0 （2.0~17.0）
平均住院总费用 / 元	129 831.2	121 511.9	131 974.4	141 883.2	117 716.3	150 935.3	121 091.0	99 362.1
机械通气 / 例（%）	318（30.4）	667（31.4）	957（29.5）	763（31.0）	163（29.7）	113（35.1）	199（29.5）	847（30.9）
死亡 / 例（%）	81（7.8）	159（7.5）	209（6.5）	147（6.0）	78（14.2）	51（15.8）	71（10.5）	296（10.8）

指标	I60.0 （1045 例）	I60.1 （2122 例）	I60.2 （3239 例）	I60.3 （2464 例）	I60.4 （549 例）	I60.5 （322 例）	I60.6 （675 例）	I60.7 （2737 例）
死亡后尸检患者/例（%）	1（1.2）	1（0.6）	1（0.5）	2（1.4）	1（1.3）	0（0）	—	1（0.3）
31 d 重返计划/例（%）	978（93.6）	1965（92.6）	3059（94.4）	2342（95.0）	512（93.3）	305（94.7）	632（93.6）	2573（94.0）
离院方式/例（%）								
医嘱离院	536（51.3）	1187（55.9）	1879（58.0）	1575（63.9）	217（39.5）	139（43.2）	327（48.5）	1200（43.8）
医嘱转院	74（7.1）	116（5.5）	191（5.9）	98（4.0）	34（6.2）	14（4.3）	28（4.1）	137（5.0）
非医嘱离院	341（32.6）	614（28.9）	902（27.8）	598（24.3）	199（36.2）	109（33.9）	226（33.5）	993（36.3）
死亡	81（7.8）	159（7.5）	209（6.5）	147（6.0）	78（14.2）	51（15.8）	71（10.5）	296（10.8）
其他	13（1.2）	46（2.2）	58（1.8）	46（1.8）	21（3.9）	9（2.8）	23（3.4）	111（4.1）

注：重症蛛网膜下腔出血 8 类亚型根据 ICD-10 进行编码，I60.0 为颈内动脉虹吸段及颈动脉分叉处，I60.1 为大脑中动脉，I60.2 为前交通动脉，I60.3 为后交通动脉，I60.4 为基底动脉，I60.5 为椎动脉，I60.6 为颅内其它动脉（涉及多处颅内动脉的），I60.7 为未明确的颅内动脉（浆果动脉瘤破裂先天性、蛛网膜下出血）。—为数据缺失。

（三）神经重症重点病种有创操作实施情况

2021 年 HQMS 数据库中，三级公立医院 NCU 收治的 4 类重点病种患者最常使用的有创操作均为气管内插管。脑出血患者气管内插管比例为 33.9%，高于 NCU 收治患者的总体比例（26.2%）；脑梗死患者进行气管内插管的比例在这 4 类患者中最低，为 24.5%，低于 NCU 收治患者的总体比例。蛛网膜下腔出血患者接受机械通气的比例最高，为 30.1%，脑梗死患者接受机械通气的比例最低，为 18.0%。具体数据见表 3-2-10。

表 3-2-10　2021 年 HQMS 数据库三级公立医院 NCU 收治重点病种患者有创操作情况　　［单位：例（%）］

操作项目	总体患者 （32 9941 例）	脑出血 （82 293 例）	脑梗死 （69 333 例）	颅脑损伤 （61 253 例）	蛛网膜下腔出血 （20 315 例）
机械通气	71 382（21.6）	21 921（26.6）	12 489（18.0）	14 455（23.6）	6120（30.1）
深静脉穿刺	70 214（21.3）	21 155（25.7）	13 080（18.9）	16 376（26.7）	4847（23.9）
气管内插管	86 553（26.2）	27 920（33.9）	16 960（24.5）	18 318（29.9）	6573（32.4）
气管切开	18 710（5.7）	7600（9.2）	1727（2.5）	5036（8.2）	1427（7.0）
连续性肾脏替代治疗	4652（1.4）	1495（1.8）	781（1.1）	933（1.5）	241（1.2）

（四）重症蛛网膜下腔出血患者情况

2021 年重点统计了 HQMS 数据库中三级公立医院 NCU 收治的重症蛛网膜下腔出血（8 类亚型）患者情况（表 3-2-11）。2017—2021 年，重症蛛网膜下腔出血 8 类亚型患者数量均呈逐年上升趋势（图 3-2-9）。

表 3-2-11 2021 年 HQMS 数据库三级公立医院重症蛛网膜下腔出血 8 类亚型患者数量 （单位：例）

ICD-10 编码	主要诊断名称	2017 年	2018 年	2019 年	2020 年	2021 年
I60.0	颈内动脉虹吸段及颈动脉分叉处	276	411	599	835	1045
I60.1	大脑中动脉	661	904	1232	1717	2122
I60.2	前交通动脉	1225	1608	2067	2593	3239
I60.3	后交通动脉	936	1245	1431	1950	2464
I60.4	基底动脉	97	170	273	398	549
I60.5	椎动脉	55	88	176	229	322
I60.6	颅内其它动脉（涉及多处颅内动脉的）	108	216	330	504	675
I60.7	未明确的颅内动脉（浆果动脉瘤破裂先天性、蛛网膜下出血）	985	1123	1609	2137	2737
合计		4343	5765	7717	10 363	13 153

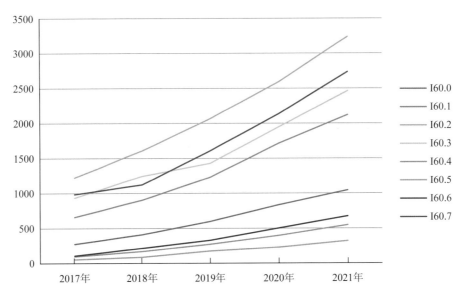

重症蛛网膜下腔出血 8 类亚型根据 ICD-10 进行编码，I60.0 为颈内动脉虹吸段及颈动脉分叉处，I60.1 为大脑中动脉，I60.2 为前交通动脉，I60.3 为后交通动脉，I60.4 为基底动脉，I60.5 为椎动脉，I60.6 为颅内其它动脉（涉及多处颅内动脉的），I60.7 为未明确的颅内动脉（浆果动脉瘤破裂先天性、蛛网膜下出血）。

图 3-2-9 2017—2021 年 HQMS 数据库三级公立医院重症蛛网膜下腔出血 8 类亚型患者数量

（徐珊珊，张琳琳，周建新）

第四部分

神经介入专业医疗质量数据分析

第一节　基于国家医疗质量管理与控制信息网的神经介入医疗质量分析

一、神经介入工作开展状况

2021年1月1日—12月31日，国家卫生健康委员会医政司通过NCIS开展全国医疗质量数据抽样调查，全国（不含港、澳、台地区）共9372家医院填报了相关数据，其中2105家医院开展了神经介入工作。开展神经介入工作的医疗机构情况见表4-0-1。

表 4-0-1　2021 年 NCIS 数据库各类型医疗机构神经介入工作开展情况　　［单位：%（家）］

医疗机构	神经介入开展率（n1 / n2）
总体	22.46（2105 / 9372）
医疗机构级别	
三级医院	59.95（1322 / 2205）
二级医院	11.23（774 / 6895）
未定级医院	3.31（9 / 272）
所有制形式	
公立医院	28.30（1910 / 6748）
民营医院	7.43（195 / 2624）
机构类别	
综合医院	22.87（2081 / 9100）
专科医院	8.82（24 / 272）
医疗机构隶属关系	
县（区）属	18.15（1059 / 5835）
地市属	27.62（689 / 2495）
地市属大学直属 / 附属	45.45（20 / 44）
省（自治区、直辖市）属	39.06（216 / 553）
省部属大学直属 / 附属	50.91（56 / 110）
委属委管（仅限国家44家）	84.09（37 / 44）
其他	9.62（28 / 291）

注：n1 表示 NCIS 数据库中开展介入工作的医院数量；n2 表示 NCIS 数据库中该类别医院数量。

2021年NCIS数据库中开展神经介入工作的2105家医院中，16%的医院成立了专业的神经介入科来开展神经介入工作，神经内科和神经外科开展神经介入工作的比例相近。NCIS数据库中各专业科室开展神经介入工作的比例见图4-0-1。在所有开展神经介入工作的科室中，神经外科和神经内科分别占38%与37%，神经介入科仅占8%。NCIS数据库中开展神经介入工作的科室分布见图4-0-2。

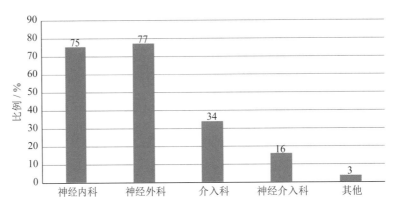

图 4-0-1　2021 年 NCIS 数据库各专业科室开展神经介入工作的情况

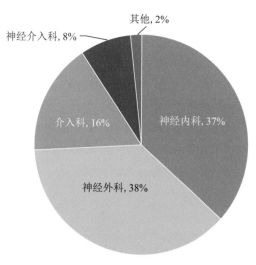

图 4-0-2　2021 年 NCIS 数据库开展神经介入工作的科室分布情况

二、神经介入医疗资源配置状况

2021 年 NCIS 数据库参与神经介入调查的 2105 家医院中，神经介入编制床位数共 37 207 张，单中心床位中位数 10（5～30）张；神经介入实际开放床位数共 40 777 张，单中心床位中位数为 12（5～30）张；神经介入 DSA 机器数量共 3656 台，单中心中位数 1（1～2）台；能够独立完成神经介入手术的医师共 8624 人，中位数为 3（2～5）人；神经介入手术护士共 9898 人，单中心中位数 3（2～6）人；神经介入专业技师共 7778 人，单中心中位数 3（2～5）人。

三、神经介入不同类型手术开展状况

2021 年 NCIS 数据库参与神经介入调查的医院共完成神经介入诊断手术 505 500 台，单中心完成神经介入诊断手术中位数为 101（36～263）台；共完成神经介入治疗手术 250 232 台，单中心完成神经介入治疗手术中位数为 40（11～119）台。神经介入治疗手术以急性缺血性卒中血管内治疗手术最多。2021 年不同类型神经介入治疗手术数量见图 4-0-3。

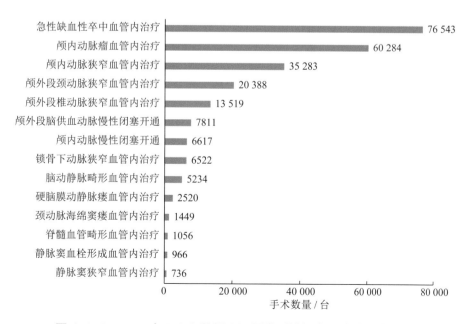

图 4-0-3　2021 年 NCIS 数据库不同类型神经介入治疗手术数量

四、神经介入医疗质量情况

2021 年 NCIS 数据库不同类型神经介入手术患者的严重并发症发生率和术后住院死亡率分别见图 4-0-4 和图 4-0-5，其中急性缺血性卒中血管内治疗的术后严重并发症发生率和术后住院死亡率均较高，应引起重视。

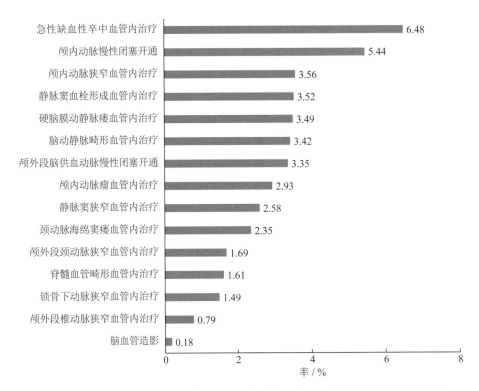

图 4-0-4　2021 年 NCIS 数据库不同类型神经介入手术严重并发症发生率

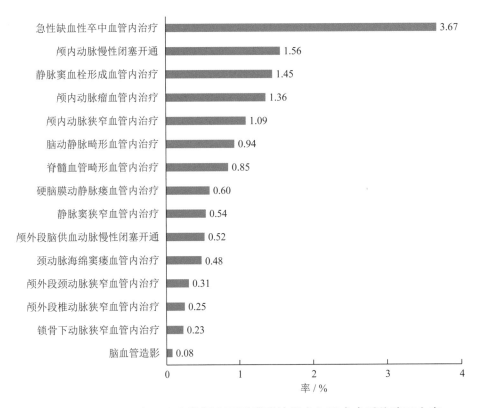

图 4-0-5　2021 年 NCIS 数据库不同类型神经介入手术术后住院死亡率

第二节　基于国家医疗质量管理与控制信息网的急性缺血性卒中血管内治疗医疗质量分析

一、急性缺血性卒中血管内治疗工作开展情况

2021 年 NCIS 数据库开展神经介入工作的 2105 家医疗机构中，有 1014 家（48.17%）开展了急性缺血性卒中血管内治疗工作，占全部调研医疗机构的 10.82%（1014 / 9372），具体情况见表 4-0-2。

表 4-0-2　2021 年 NCIS 数据库各类型医疗机构急性缺血性卒中血管内治疗开展情况　　[单位：%（家）]

医疗机构	全部调研医疗机构急性缺血性卒中血管内治疗开展率（n1 / n2）	开展神经介入的医疗机构急性缺血性卒中血管内治疗开展率（n1 / n2）
总体	10.82（1014 / 9372）	48.17（1014 / 2105）
医疗机构级别		
三级医院	34.56（762 / 2205）	57.64（762 / 1322）
二级医院	3.60（248 / 6895）	32.04（248 / 774）
未定级	1.47（4 / 272）	44.44（4 / 9）
所有制形式		
公立医院	13.86（935 / 6748）	48.95（935 / 1910）
民营医院	3.01（79 / 2624）	40.51（79 / 195）
机构类别		
综合医院	11.04（1005 / 9100）	48.29（1005 / 2081）
专科医院	3.31（9 / 272）	37.50（9 / 24）
医疗机构隶属关系		
县（区）属	7.56（441 / 5835）	41.64（441 / 1059）
地市属	15.31（382 / 2495）	55.44（382 / 689）
地市属大学直属 / 附属	20.45（9 / 44）	45.00（9 / 20）
省（自治区、直辖市）属	19.17（106 / 553）	49.07（106 / 216）
省部属大学直属 / 附属	30.09（43 / 110）	76.79（43 / 56）
委属委管（仅限国家 44 家）	41.91（18 / 44）	48.65（18 / 37）
其他	5.15（15 / 291）	53.57（15 / 28）

注：n1 表示 NCIS 数据库中开展急性缺血性卒中血管内治疗的医疗机构数量；n2 表示 NCIS 数据库中该类别医院数量或开展神经介入工作的医疗机构数量。

二、急性缺血性卒中血管内治疗医疗资源配置

2021 年 NCIS 数据库 1014 家开展急性缺血性卒中血管内治疗的医院神经介入编制床位数共 22 456 张，单中心中位数 15（6～35）张；神经介入实际开放床位数共 24 501 张，单中心中位数 15（8～40）张；神经介入 DSA 机器数量共 1987 台，单中心中位数 2（1～2）台；能够独立完成神经介入手术的医师共 5102 人，单中心中位数 4（2～6）人；神经介入手术护士共 5830 人，单中心中位数 4（3～6）人；神经介入专业技师共 4665 人，单中心中位数 3（2～6）人。

三、急性缺血性卒中血管内治疗医疗质量情况

2021 年 NCIS 数据库中开展急性缺血性卒中血管内治疗工作的 1014 家医院中，三级医院 762 家，二级医院 248 家，未定级医院 4 家。1014 家医院共完成急性缺血性卒中血管内治疗手术 49 728 台。在重要的质量控制指标方面，与 2020 年相比，发病 6 h 内前循环大血管闭塞性缺血性卒中患者血管内治疗率、急性缺血性卒中患者血管内治疗率有比较明显的提高，90 min 内完成动脉穿刺率有所下降，其他质量控制指标执行率差异不显著（表 4-0-3、图 4-0-6）。

表 4-0-3　2021 年 NCIS 数据库急性缺血性卒中血管内治疗医疗质量控制指标　　　　（单位：%）

急性缺血性卒中血管内治疗医疗质量指标	执行率
急性缺血性卒中患者血管内治疗率	5.37
发病 6 h 内前循环大血管闭塞性缺血性卒中患者血管内治疗率	39.18
90 min 内完成动脉穿刺率	53.13
60 min 内成功再灌注率	55.34
术后 90 d 良好神经功能预后率	66.65
术后 90 d 死亡率	11.67

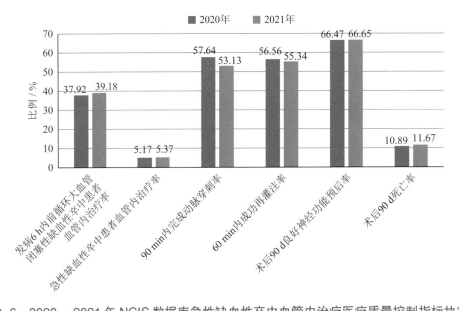

图 4-0-6　2020—2021 年 NCIS 数据库急性缺血性卒中血管内治疗医疗质量控制指标执行情况

第三节　基于我国医院质量监测系统数据库的急性缺血性卒中血管内治疗医疗质量分析

一、急性缺血性卒中血管内治疗工作开展状况

基于 HQMS 数据库，对病案首页信息进行统计，2021 年全国（不含港、澳、台地区）有 1666 家医院开展了急性缺血性卒中血管内治疗工作，其中三级医院占 73.41%（1223 / 1666），二级医院占 26.59%（443 / 1666）。开展急性缺血性卒中血管内治疗的医院地域分布见图 4-0-7，其中开展急性缺血性卒中血管内治疗的三级医院地域分布见图 4-0-8，开展急性缺血性卒中血管内治疗的二级医院地域分布见图 4-0-9。

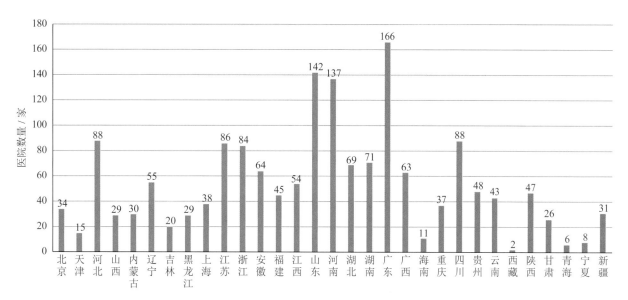

图 4-0-7　2021 年 HQMS 数据库各省级行政区开展急性缺血性卒中血管内治疗工作的医院数量

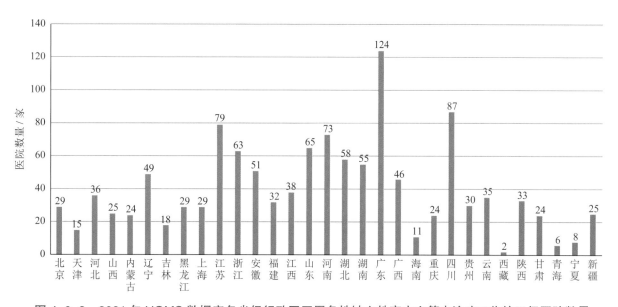

图 4-0-8　2021 年 HQMS 数据库各省级行政区开展急性缺血性卒中血管内治疗工作的三级医院数量

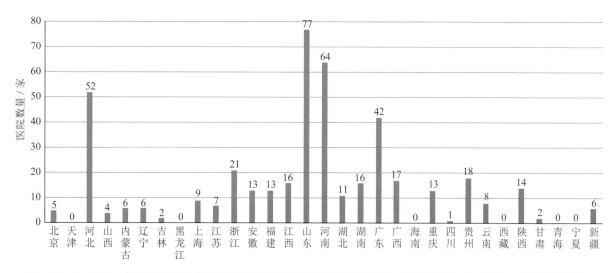

图 4-0-9　2021 年 HQMS 数据库各省级行政区开展急性缺血性卒中血管内治疗工作的二级医院数量

HQMS 数据 2021 年 1 月 1 日—12 月 31 日全国（不含港、澳、台地区）1666 家医院完成急性缺血性卒中血管内治疗手术 47 046 台，其中 92.31%（43 426 / 47 046）的手术由三级医院完成，7.69%（3620 / 47 046）的手术由二级医院完成。各省级行政区开展急性缺血性卒中血管内治疗的手术数量见图 4-0-10，其中三级医院开展急性缺血性卒中血管内治疗手术数量见图 4-0-11，二级医院开展急性缺血性卒中血管内治疗手术数量见图 4-0-12。

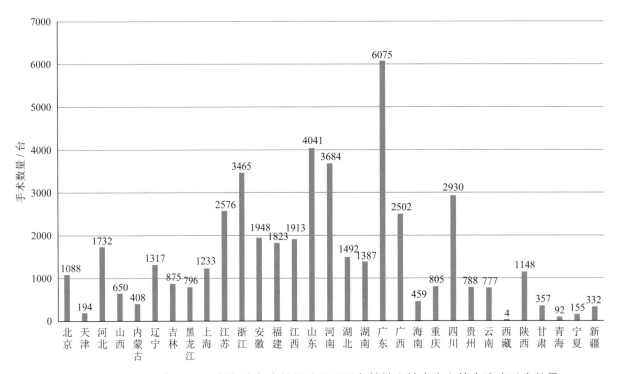

图 4-0-10　2021 年 HQMS 数据库各省级行政区开展急性缺血性卒中血管内治疗手术数量

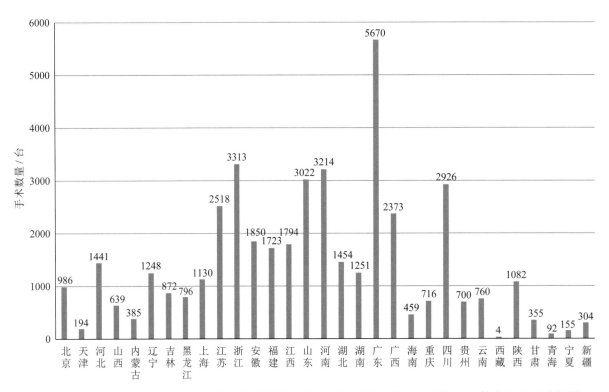

图 4-0-11　2021 年 HQMS 数据库各省级行政区三级医院开展急性缺血性卒中血管内治疗手术数量

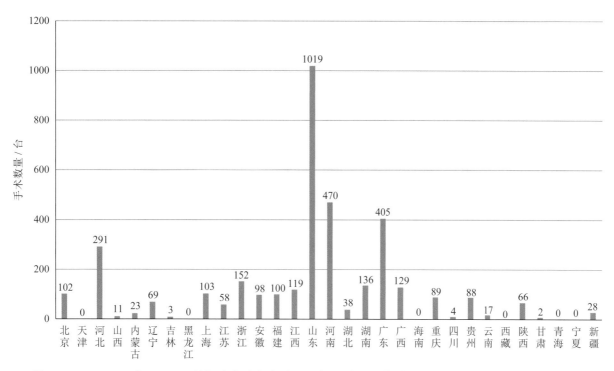

图 4-0-12 2021 年 HQMS 数据库各省级行政区二级医院开展急性缺血性卒中血管内治疗手术数量

二、急性缺血性卒中血管内治疗患者的基本信息及医疗费用情况

HQMS 数据库显示，2021 年 1 月 1 日—12 月 31 日接受急性缺血性卒中血管内治疗的 47 046 例患者中男性居多，年龄中位数为 67.0 岁，77.2% 的患者由急诊入院，住院总费用中位数为 106 229.9 元。患者基本情况见表 4-0-4，在院就诊情况见表 4-0-5，医疗费用情况见表 4-0-6。

表 4-0-4 2021 年 HQMS 数据库急性缺血性卒中血管内治疗患者的基本情况

指标	合计（47 046 例）	二级公立医院（3620 例）	三级公立医院（43 426 例）
性别 / 例（%）			
男性	29 761（63.3）	2249（62.1）	27 512（63.4）
女性	17 209（36.6）	1371（37.9）	15 838（36.5）
其他	76（0.2）	0（0）	76（0.2）
年龄 / 岁			
$\bar{x} \pm s$	66.0 ± 12.4	66.2 ± 11.5	65.9 ± 12.5
最小值～最大值[①]	−1.0～101.0	−1.0～101.0	4.0～98.0
$M（P_{25}～P_{75}）$	67.0（58.0～75.0）	68.0（58.0～74.0）	67.0（58.0～75.0）
ABO 血型 / 例（%）			
其他	29 113（61.9）	2274（62.8）	26 839（61.8）
A 型	5626（12.0）	399（11.0）	5227（12.0）
B 型	5355（11.4）	400（11.0）	4955（11.4）
O 型	5281（11.2）	412（11.4）	4869（11.2）
AB 型	1671（3.6）	135（3.7）	1536（3.5）

注：①数据来源于 HQMS 数据库，保留了可能异常的原始数据。

表 4-0-5 2021 年 HQMS 数据库急性缺血性卒中血管内治疗患者在院就诊情况

指标	合计（47 046 例）	二级公立医院（3620 例）	三级公立医院（43 426 例）
入院途径 / 例（%）			
急诊	36 315（77.2）	2401（66.3）	33 914（78.1）
门诊	9000（19.1）	1123（31.0）	7877（18.1）
其他医疗机构转入	1019（2.2）	16（0.4）	1003（2.3）
其他	712（1.5）	80（2.2）	632（1.5）
入院科室 / 例（%）			
其他	5215（11.1）	588（16.2）	4627（10.7）
呼吸内科	118（0.3）	14（0.4）	104（0.2）
消化内科	87（0.2）	4（0.1）	83（0.2）
神经内科	29 736（63.2）	1833（50.6）	27 903（64.3）
心血管内科	681（1.4）	63（1.7）	618（1.4）
血液内科	45（0.1）	0（0）	45（0.1）
肾病学	25（0.1）	1（0.0）	24（0.1）
内分泌	43（0.1）	1（0.0）	42（0.1）
免疫学	10（0.0）	0（0）	10（0.0）
变态反应	3（0.0）	0（0）	3（0.0）
老年病科	54（0.1）	4（0.1）	50（0.1）
内科其他	269（0.6）	20（0.6）	249（0.6）
普通外科	114（0.2）	11（0.3）	103（0.2）
神经外科	4667（9.9）	286（7.9）	4381（10.1）
骨科	86（0.2）	21（0.6）	65（0.1）
泌尿外科	53（0.1）	5（0.1）	48（0.1）
胸外科	73（0.2）	10（0.3）	63（0.1）
心脏大血管外科	59（0.1）	1（0.0）	58（0.1）
精神心理科	65（0.1）	43（1.2）	22（0.1）
急诊医学科	2072（4.4）	413（11.4）	1659（3.8）
康复医学科	70（0.1）	4（0.1）	66（0.2）
重症医学科	3478（7.4）	295（8.1）	3183（7.3）
中医科	23（0.0）	3（0.1）	20（0.0）
转科科室 / 例（%）[①]			
其他	33 703（71.6）	2640（72.9）	31 063（71.5）
呼吸内科	67（0.1）	6（0.2）	61（0.1）
消化内科	18（0.0）	1（0.0）	17（0.0）
神经内科	5391（11.5）	277（7.7）	5114（11.8）
心血管内科	99（0.2）	4（0.1）	95（0.2）
血液内科	5（0.0）	1（0.0）	4（0.0）
肾病学	5（0.0）	0（0）	5（0.0）

指标	合计（47 046 例）	二级公立医院（3620 例）	三级公立医院 43 426（例）
免疫学	3（0.0）	1（0.0）	2（0.0）
老年病科	2（0.0）	1（0.0）	1（0.0）
内科其他	16（0.0）	0（0）	16（0.0）
普通外科	21（0.0）	14（0.4）	7（0.0）
神经外科	35（0.1）	9（0.2）	26（0.1）
骨科	1941（4.1）	153（4.2）	1788（4.1）
泌尿外科	13（0.0）	5（0.1）	8（0.0）
胸外科	17（0.0）	0（0）	17（0.0）
心脏大血管外科	11（0.0）	0（0）	11（0.0）
精神心理科	173（0.4）	0（0）	173（0.4）
急诊医学科	518（1.1）	19（0.5）	499（1.1）
康复医学科	635（1.3）	42（1.2）	593（1.4）
临终关怀科	6（0.0）	0（0）	6（0.0）
重症医学科	4338（9.2）	441（12.2）	3897（9.0）
中医科	22（0.0）	4（0.1）	18（0.0）
出院科别/例（%）			
其他	4516（9.6）	521（14.4）	3995（9.2）
呼吸内科	137（0.3）	16（0.4）	121（0.3）
消化内科	35（0.1）	2（0.1）	33（0.1）
神经内科	27 342（58.1）	1584（43.8）	25 758（59.3）
心血管内科	233（0.5）	24（0.7）	209（0.5）
血液内科	9（0.0）	0（0）	9（0.0）
肾病学	4（0.0）	0（0）	4（0.0）
内分泌	4（0.0）	0（0）	4（0.0）
免疫学	3（0.0）	1（0.0）	2（0.0）
老年病科	32（0.1）	2（0.1）	30（0.1）
内科其他	221（0.5）	34（0.9）	187（0.4）
普通外科	63（0.1）	10（0.3）	53（0.1）
神经外科	6418（13.6）	449（12.4）	5969（13.7）
骨科	26（0.1）	8（0.2）	18（0.0）
泌尿外科	18（0.0）	11（0.3）	7（0.0）
胸外科	72（0.2）	7（0.2）	65（0.1）
心脏大血管外科	50（0.1）	1（0.0）	49（0.1）
精神心理科	233（0.5）	43（1.2）	190（0.4）
急诊医学科	839（1.8）	159（4.4）	680（1.6）
康复医学科	1530（3.3）	122（3.4）	1408（3.2）
临终关怀科	9（0.0）	0（0）	9（0.0）

续表

指标	合计（47 046 例）	二级公立医院（3620 例）	三级公立医院 43 426（例）
重症医学科	5167（11.0）	615（17.0）	4552（10.5）
中医科	85（0.2）	11（0.3）	74（0.2）
实际住院时长 / d			
$\bar{x} \pm s$	15.1 ± 15.8	15.9 ± 17.7	15.1 ± 15.6
最小值～最大值	1.0～806.0	1.0～312.0	1.0～806.0
$M（P_{25}～P_{75}）$	12.0（7.0～18.0）	13.0（6.0～19.0）	12.0（7.0～18.0）

注：①数据来源于 HQMS 数据库，有部分数据缺失。

表 4-0-6　2021 年 HQMS 数据库急性缺血性卒中血管内治疗患者医疗费用情况

指标	合计（47 046 例）	二级公立医院（3620 例）	三级公立医院（43 426 例）
住院总费用			
$\bar{x} \pm s$	117 189.8 ± 57 543.2	103 040.9 ± 45 177.6	118 369.3 ± 58 301.5
最小值～最大值	0.0～2 027 068.1	5458.6～537 485.8	0.0～2 027 068.1
$M（P_{25}～P_{75}）$	106 229.9（83 762.4～136 592.6）	962 93.2（75 301.2～123 008.5）	107 057.6（84 480.7～137 837.3）
手术费			
$\bar{x} \pm s$	6940.0 ± 5456.3	6053.3 ± 7108.5	7014.0 ± 5288.8
最小值～最大值①	−1.0～155 155.0	−1.0～141 897.3	−1.0～155 155.0
$M（P_{25}～P_{75}）$	6702.8（3012.0～9618.0）	5804.0（2191.1～7927.5）	6800.0（3013.0～9773.5）
检查用一次性医疗材料费			
$\bar{x} \pm s$	4043.5 ± 17 393.8	4597.9 ± 16 016.6	3997.3 ± 17 503.1
最小值～最大值①	−1.0～378 484.7	−1.0～128 080.4	−1.0～378 484.7
$M（P_{25}～P_{75}）$	49.4（0.0～330.0）	12.2（0.0～262.9）	54.5（0.0～330.0）
治疗用一次性医疗材料费			
$\bar{x} \pm s$	18 991.6 ± 29 451.7	18 047.8 ± 29 488.4	19 070.3 ± 29 447.6
最小值～最大值①	−1.0～256 617.3	−1.0～204 724.5	−1.0～256 617.3
$M（P_{25}～P_{75}）$	2134.3（468.8～33 071.4）	1297.6（185.6～30 435.3）	2219.1（494.8～33 137.9）
手术用一次性医疗材料费			
$\bar{x} \pm s$	39 216.6 ± 37 079.1	31 226.8 ± 36 040.1	39 882.6 ± 37 087.1
最小值～最大值①	−1.0～313 541.7	−1.0～182 962.1	−1.0～313 541.7
$M（P_{25}～P_{75}）$	39 082.6（83.5～65 845.6）	14 681.0（0.0～59 012.8）	40 603.8（185.0～66 325.0）

注：①数据来源于 HQMS 数据库，保留了可能异常的原始数据。

三、急性缺血性卒中血管内治疗患者出院情况

患者出院去向为死亡或非医嘱离院是预后不良的指标。HQMS 数据库中，2021 年 1 月 1 日—12 月 31 日接受急性缺血性卒中血管内治疗的患者术后住院死亡率为 5.1%，非医嘱离院 + 住院死亡率为 21.0%。2021 年各省级行政区急性缺血性卒中血管内治疗患者出院去向见图 4-0-13，2016—2021 年急性缺血性卒中血管内治疗患者出院去向见图 4-0-14，2021 年各省级行政区急性缺血性卒中血管内治疗患者非医嘱离院和死亡率见图 4-0-15。

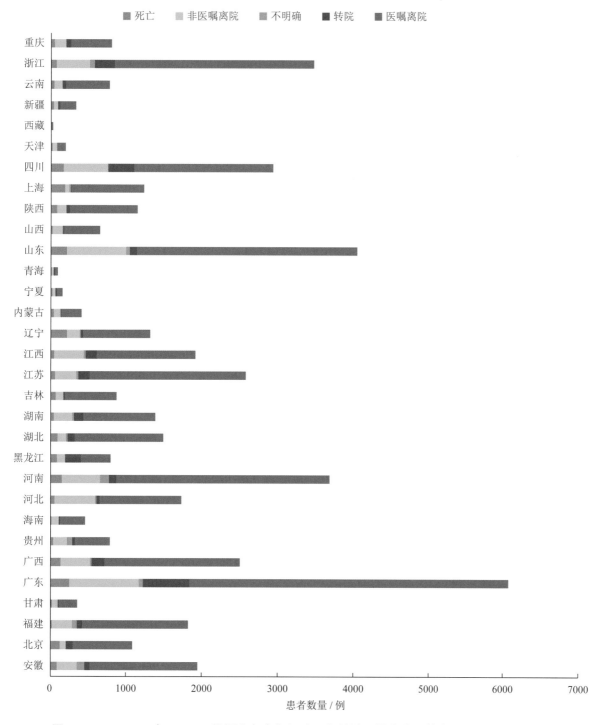

图 4-0-13　2021 年 HQMS 数据库各省级行政区急性缺血性卒中血管内治疗患者出院去向

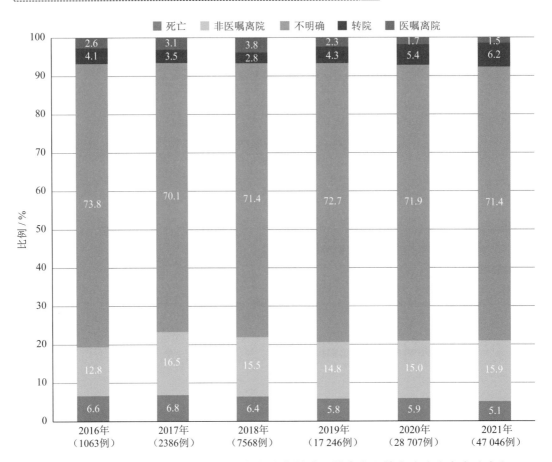

图 4-0-14 2016—2021 年 HQMS 数据库急性缺血性卒中血管内治疗患者出院去向

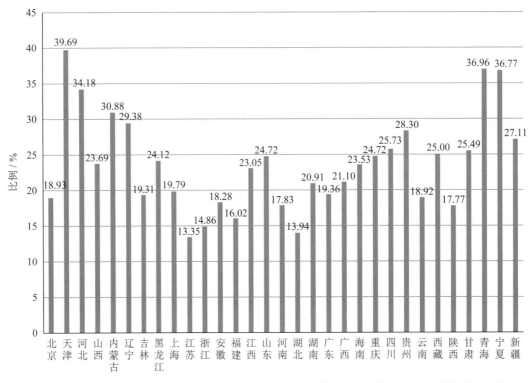

图 4-0-15 2021 年 HQMS 数据库各省级行政区急性缺血性卒中血管内治疗非医嘱离院和死亡率

（李晓青，缪中荣）

第五部分

缩略词表

缩略词表

简称	中文全称
AD	阿尔茨海默病
ALS	肌萎缩侧索硬化
aSAH	动脉瘤性蛛网膜下腔出血
BLD	路易体痴呆
CT	计算机断层扫描
DIP	病种分值
DNT	从到达医院至给予静脉溶栓药物的时间
DRG	疾病诊断相关分组
DSA	数字减影血管造影
FTD	额颞叶痴呆
GCS	格拉斯哥昏迷评分
HQMS	医院质量监测系统
ICD	国际疾病诊断分类
ICU	加强监护病房
MixD	混合性痴呆
MND	运动神经元病
MRI	磁共振成像
NCIS	国家医疗质量管理与控制信息网
NCU	神经加强监护病房
TIA	短暂性脑缺血发作
VD	血管性痴呆
VTE	静脉血栓栓塞